Vivian Weigert

Stillen

Vivian Weigert

Stillen

Das Begleitbuch für eine glückliche Stillzeit
Alles Wichtige auf einen Blick

Plus Stillanleitung zum Herausnehmen

Kösel

Wichtiger Hinweis

Alle Behandlungsvorschläge, Hinweise und Ratschläge in diesem Buch sind von der Autorin sorgfältig geprüft worden. Sie ersetzen jedoch keine ärztliche Abklärung. Im Zweifelsfall, bei akuten Schmerzen, Vorerkrankungen oder bestehender Erkrankung muss für eine konkrete Diagnose und entsprechende Behandlung stets ein Arzt aufgesucht werden. Behandlungen geschehen in eigener Verantwortung. Eine Haftung vonseiten der Autorin oder des Verlags wird hiermit ausdrücklich ausgeschlossen.

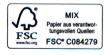

Verlagsgruppe Random House FSC-DEU-0100
Das für dieses Buch verwendete FSC®-zertifizierte Papier
Galaxi Supermatt liefert Sappi, Ehingen.

2. Auflage 2011
Copyright © 2010 Kösel-Verlag, München,
in der Verlagsgruppe Random House GmbH
Umschlag: fuchs_design, München
Umschlagmotiv: © Science Photos Library/mauritius images
Druck und Bindung: Polygraf Print, Presov
Printed in Slovak Republic
ISBN 978-3-466-34558-8

www.koesel.de

Inhalt

Geleitwort	9
Vorwort	11

Ein guter Start 13

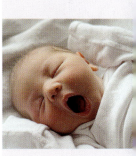

Stillen – ganz einfach stillen	14
Muttermilch ist Medizin	19
Vorfreude auf die Stillzeit	22
Sinnvolle Vorbereitungen	22
Die Pflege der Brust in der Schwangerschaft	27
Angekommen – unser Baby ist da!	29
Die magische erste Stunde	29
Die erste Woche	34
Stillen ist ganz leicht – es sei denn …	40

Das Baby an der Brust 43

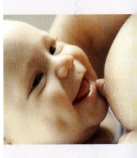

Anlegen und stillen	44
Bequeme Stillhaltungen	47
Stillen im Liegen	47
Stillen im Sitzen	49
So wird das Baby richtig satt	52
Wie oft trinkt das Baby?	52
Saugt das Baby gut?	54
Eine oder beide Seiten geben?	54
Wie lange bleibt das Baby an der Brust?	56
Das Bäuerchen	58

Das Baby spuckt nach dem Trinken	60
Bekommt das Baby auch genug?	61
Braucht das Baby Tee oder Wasser?	63
Hilfe, das Baby hat ständig Hunger: Die ersten Wachstumsschübe	65

Die Brust in der Stillzeit 67

Die Brust verwöhnen	**68**
Brustmassage	69
Rückenmassage	70
Die Milchbildung	**71**
Die Milchbildung steigern	73
Die Milchbildung verringern	76
Muttermilch abpumpen und füttern	**78**
Die Milch ausstreichen	80
Die Milch abpumpen	81
Muttermilch frisch halten	81
Muttermilch füttern	82

Mein neuer Alltag 85

Die neuen Nächte	**86**
Gut für sich sorgen: Essen und Trinken in der Stillzeit	**91**
Mehr essen für die Milchbildung?	91
Vegetarisch essen ohne Probleme	94
Verzicht ist oft unnötig	94
Allergie-Prophylaxe und Kalzium	95
So viel Zeit muss sein	96
Lust auf Süßes	96
Kaffee, Tee und Alkohol	97
Abnehmen? Ja!	99
Eltern sein und Liebespaar bleiben	**101**

Inhalt

Kein Stress! ... 105
Sport und Fitness ... 107
Baby und Beruf – gut unter einem Hut ... 108
  Gesetzlicher Mutterschutz ... 108
  Am Arbeitsplatz: Stillen oder abpumpen? ... 110

Das Baby wird größer ... 113

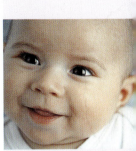

Stillen im Verlauf der Monate ... 114
  Erster bis dritter Monat: Zeit für uns ... 114
  Vierter bis sechster Monat: Die Welt ruft! ... 115
  Siebter bis zwölfter Monat: Bereit für neue Erfahrungen ... 117
  Nach dem zwölften Monat: Stillen, solange es Freude macht ... 118

Die ersten Zähnchen ... 121
Die normale Gewichtszunahme ... 124
Das Baby mag jetzt »richtig« essen ... 126
  Es ist so weit! ... 126
  Was sagen die Fachverbände? ... 127
  So essen Babys gerne ... 128
  Hilfe, mein Baby mag nicht essen! ... 129
  Grundrezepte ... 132
  Wie viel muss das Baby trinken? ... 134

Wieder schwanger: Fragen zum Tandemstillen ... 135
Das Abstillen ... 136
  Abschied und Neubeginn ... 138

Rasche Hilfe bei Problemen ... 141

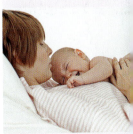

Wunde Mamillen ... 142
  Mögliche Ursachen vermeiden ... 142
  Wirksam behandeln ... 144

Milchstau und Brustentzündung ... 149

Inhalt

    Mögliche Ursachen vermeiden   149
    Wirksam behandeln   151

Mit Trinkproblemen gut umgehen   157
    Das schläfrige Baby   157
    Das Baby trinkt nicht richtig   158
    Das unruhige Baby   159
    Das Baby weint an der Brust   160
    Mangelnde Gewichtszunahme   164

Stillen auch in Ausnahmesituationen   166
    Zwillinge, Drillinge ...   166
    Frühgeboren oder krank: Das Baby auf der Intensivstation   167
    Stillen bei Krankheit   170

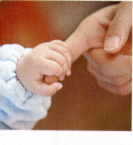

Anhang *173*

Zusammensetzung der Muttermilch   174
Medikamente während der Stillzeit   175
    Die häufigsten Verordnungen   175

Gesetzliche Regelungen für Krankenkassenleistungen im Anschluss an eine Geburt   177
Auswirkungen der künstlichen Säuglingsernährung   179
Literatur   183
Stillzubehör   185
Adressen rund ums Stillen   187
    Stillen   187
    Hebammen   188
    Selbsthilfegruppen   189

Von Hebammen empfohlen   190
Register   191

Geleitwort

Die meisten schwangeren Frauen geben in aktuellen Studien an, dass sie ihre Kinder stillen möchten. Leider spiegelt sich dieser Wunsch nicht in den deutschen oder internationalen Erhebungen zum Stillen von Kindern wider. Bedauerlicherweise beenden relativ viele Mütter bereits in den ersten Wochen und Monaten nach der Geburt ihres Kindes die Stillbeziehung. Sicherlich werden diese Zahlen immer besser, da die jahrelange Arbeit von engagierten Frauen und Männern dazu beigetragen hat, dass in der Gesellschaft wieder allgemein bekannt ist, welche Nachteile das Nichtstillen sowohl für die Entwicklung und Ernährung des Kindes als auch für die Gesundheit der Mutter hat.

Dennoch glauben viele Eltern, aber leider auch die beruflichen Akteure rund um das junge Elternpaar, dass bei Stillproblemen relativ rasch auf die Industrienahrung umgestellt werden kann. Wir erleben in unserer täglichen Arbeit, dass große Zweifel der Frauen in ihre Fähigkeit bestehen, das eigene Kind durch Stillen ausreichend zu ernähren. Durch die fehlenden gesellschaftlichen Vorbilder, aber auch das fehlende Wissen innerhalb der Familienkreise werden die jungen Mütter und Väter am Anfang der Stillbeziehung irritiert und suchen oftmals die Lösung in der Industrienahrung.

Der Autorin, Frau Vivian Weigert, ist mit diesem Buch erneut dafür zu danken, dass sie versucht, genau an diesem Punkt einzugreifen und auf die vielen Fragen und Nöte der jungen Eltern einzugehen. So motiviert sie im ersten Teil ihres Buches die Mütter, auf einen guten Start vorbereitet zu sein. Sie erläutert, wie Eltern sich Hilfe holen können und wie sie Stillprobleme vermeiden können. Auf die vielen Fragen, die dann auf junge Eltern zukommen, wird detailliert eingegangen. Am Ende des Buches werden Hinweise gegeben, wie Mütter und Eltern sich entsprechende Hilfe bei Problemen holen können.

Man merkt der Autorin an, wie wichtig ihr das Thema ist und wie engagiert sie bereits seit Jahren aktiv in dieser Thematik arbeitet. Die aktuellen Themen und Studien werden geschickt in das Buch eingearbeitet, ohne wissenschaftlich überlastet zu sein. Die Autorin geht einfühlsam auf die vielen Fragen, Vorbehalte und Unsicherheiten ein, die uns in der täglichen Stillberatung begegnen. Somit ergänzt dieses Buch hervorragend die Betreuung durch Hebammen, Stillberaterinnen und Ärztinnen nach der Geburt.

Ich wünsche Ihnen von Herzen einen guten Stillbeginn und bei möglicherweise auftretenden Fragen, Verunsicherungen oder Problemen eine hilfreiche Begleiterin, die Ihnen hilft, Ihren Wunsch, Ihr Kind möglichst lange zu stillen, zu erfüllen. Das Buch wird sicherlich dazu beitragen.

Ihr
Dr. Michael Abou-Dakn
IBCLC
Chefarzt der Klinik für Gynäkologie und Geburtshilfe
St. Joseph Krankenhaus Berlin-Tempelhof

Vorwort

Liebe Leserin, lieber Leser,

stillen lohnt sich immer. Egal, ob Ihr Kind einige Wochen lang gestillt wird oder viele, viele Monate, es wird auf jeden Fall ein Gewinn sein!

Die Wissenschaft belegte zahlreiche Vorzüge des Stillens bereits zu einer Zeit, als noch nicht so lange gestillt wurde wie heute. Im Jahr 1982 waren beispielsweise bereits neun von zehn Babys im Alter von vier Monaten abgestillt. Dann verbreiteten sich die guten Nachrichten darüber, wie viel ein kleines Kind profitiert, wenn es mit Muttermilch ernährt wird. Mütter und Väter waren wieder für das Stillen – und ein Umdenken in der Fachwelt begann.

Setzen Sie sich als Mutter nicht zu sehr unter Druck – stillen Sie so lange, wie es Ihnen und Ihrem Kind Freude macht, und lassen Sie sich das nicht nehmen. Die Freude am Stillen hängt natürlich stark davon ab, wie rasch man so manches Hindernis überwindet, wie gut man begleitet wird und informiert ist. Mangelt es daran, wird die Stillzeit oft kürzer, als es eigentlich der Wunsch war. Damit es Ihnen nicht so geht, habe ich dieses Buch verfasst. Es stellt Ihnen meine fundierte, über drei Jahrzehnte gewachsene Erfahrung als Stillberaterin zur Verfügung und informiert Sie auf neuestem wissenschaftlichen Stand.

Damit Sie darüber hinaus laufend von aktuellen Studienergebnissen und anderen fachlichen Nachrichten erfahren, habe ich einen Blog zu diesem Buch eingerichtet, denn so ein lebendiges Thema lässt sich ja mit Drucklegung nicht abschließen:

❯ www.stillbuch.info

Haben Sie persönliche Fragen zum Stillen, die Sie hier nicht beantwortet finden, können Sie sich jederzeit per Mail an meine Fachstelle wenden:

❯ stillen@häberlstraße-17.de

Oder leben Sie im Großraum München? Dann schauen Sie doch einfach bei unserem wöchentlichen Stilltreff vorbei!

Ich wünsche Ihnen von Herzen eine unbeschwerte und erfolgreiche Stillzeit!

Ihre Vivian Weigert
www.vivian-weigert.de

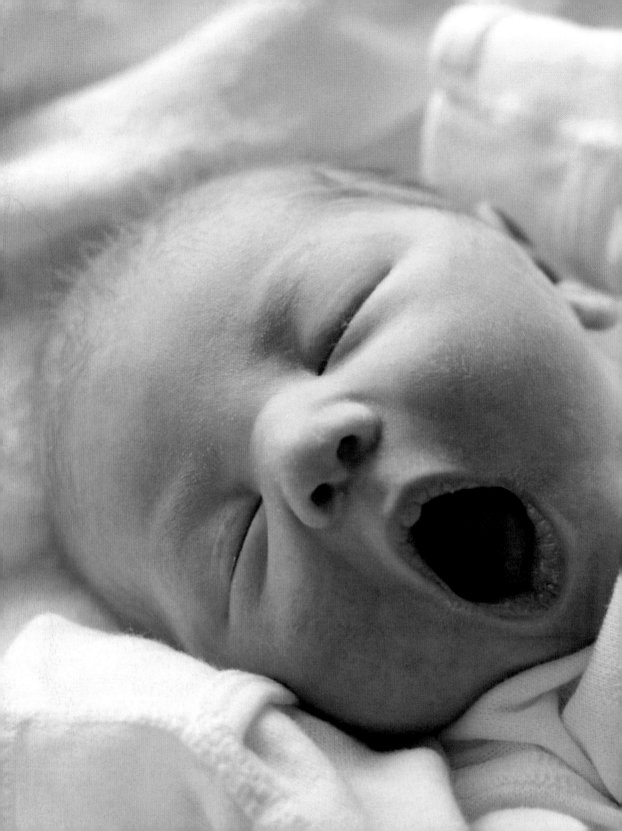

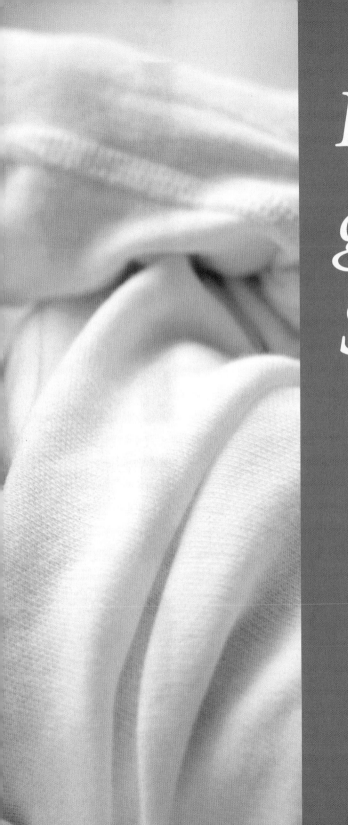

Ein guter Start ...

Stillen – ganz einfach stillen

Ihr Baby – darüber sind sich alle Eltern einig – soll das Beste bekommen, was sie ihm bieten können. Deshalb entscheiden sich heute werdende Mütter in der Regel für das Stillen. Was dabei am meisten ins Gewicht fällt, ist das Wissen, dass ihr Baby mit der natürlichen Säuglingsnahrung Muttermilch von Geburt an einen individuell optimierten Immunschutz erhält, der durch nichts zu ersetzen ist. Es gibt keine andere Möglichkeit, einem Neugeborenen dieses wertvolle »Vorsorgepaket« der Natur mitzugeben, als das Stillen von Anfang an. Muss ein Kind darauf verzichten, macht sich statistisch auch im Erwachsenenalter noch ein Nachteil bemerkbar: Statistisch gesehen ist das Risiko für ernsthafte Erkrankungen im späteren Leben ebenso wie für Infektionskrankheiten in den Babyjahren bedeutend niedriger, wenn das Baby gestillt wird. »Gesundheit ist das höchste Gut« – wie wahr dies ist, empfindet man selten tiefer als nach der Geburt eines Kindes. Da ist es doch beruhigend, dass man der gesunden Entwicklung des Babys ohne jeden Aufwand, ohne die geringsten Kosten, einfach durch das ganz normale Stillen von Anfang an einen so soliden Grundstein legen kann!

Was ist Gesundheit? Gesundheit ist mehr als das Nicht-Vorhandensein einer Krankheit. »Gesundheit«, sagt die Weltgesundheitsorganisation (WHO), ist »ein Zustand des uneingeschränkten körperlichen, seelischen und sozialen Wohls«. Damit sind alle drei Bereiche angesprochen, in denen das Baby beim Stillen optimal gefördert wird – Körper, Psyche und das Sozialverhalten.

Längst werden heutzutage Körper und Seele nicht mehr als voneinander getrennt gesehen. Wie sehr die Seele am körperlichen Befinden beteiligt ist, drückt schon unsere Umgangssprache unmissverständlich aus: Stress schlägt auf den Magen, Angst sitzt im Nacken, Kummer macht das Herz schwer usw. Genauso wenig kann das Seelenleben, die Psy-

Stillen ist einfach und praktisch jede Mutter kann es. Wieso hört man aber von manchen Frauen, dass es bei ihnen schon nach kurzer Zeit nicht mehr richtig geklappt hat? Der Grund für manchmal auftretende Stillprobleme liegt nicht in der Natur des Stillens selbst, sondern in einer unzureichenden *Stillpraxis*, die erwiesenermaßen durch mangelnde Information, unzuträgliche Versorgung und falsche Anleitung vorwiegend während der Nachgeburtsphase entsteht. Allesamt Faktoren also – das ist die gute Nachricht –, die sich vermeiden oder korrigieren und ins *Positive* wenden lassen! Die Nationale Stillkommission bemüht sich seit 1994 um die Beseitigung der üblichen Stillhindernisse in Deutschland, dabei besonders um die Förderung des Stillens in den *Krankenhäusern*. Wichtige Kriterien für die Wahl Ihrer Entbindungsklinik finden Sie unter »Initiative Babyfreundliches Krankenhaus« auf S. 24.

Stillen – ganz einfach stillen

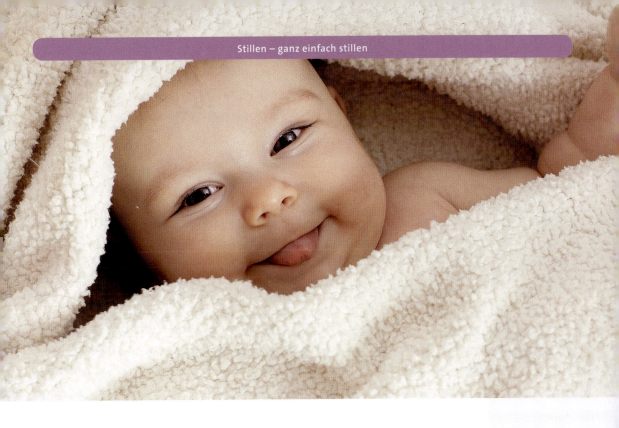

che, als unbeeinflusst vom sozialen Miteinander, vom Austausch unter Mitmenschen betrachtet werden. So steht außer Frage, dass die seelisch-psychische Verfassung ständig mit den Menschen in Kommunikation steht, die man liebt und mit denen man zu tun hat.

Das Stillen sättigt ein Baby also nicht nur auf der körperlichen Ebene und schützt es auch nicht nur rein immunologisch. Während das Baby an der Brust seiner Mutter trinkt, befinden sich die beiden in einer einzigartigen Beziehung zueinander, die seelisch so tief zufriedenstellt, dass sich beim Baby ein tiefes Urvertrauen aufbaut. Bindungsforscher sind davon überzeugt, dass diese umfassende Geborgenheit und Sicherheit am Lebensanfang für die Entfaltung eines gesunden Selbstwertgefühls ausschlaggebend ist. Sehen wir uns im Einzelnen an, wie positiv das Stillen sowohl die körperliche als auch die psychosoziale Ebene der Entwicklung beeinflusst.

Die körperliche Entwicklung des Babys profitiert beim Stillen, weil damit alle Organe stets mit gut verfügbaren Nährstoffen versorgt sind – darauf kommt es an, denn die Säuglingszeit ist die intensivste Wachstumsperiode des Lebens. Beispielsweise passt sich der Fettgehalt der Muttermilch offenbar sehr dynamisch den unterschiedlichen Bedürfnissen des Babys an und verändert sich nicht nur während

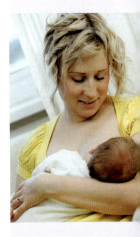

15

der Mahlzeit, sondern auch im Tagesverlauf (z.B. von 3% morgens bis 8% abends). Er nimmt im Laufe der Monate generell zu, sodass auch das größere Baby an der Brust innerhalb weniger Minuten seinen erhöhten Energiebedarf stillt. Ebenso verändert sich der hohe Anteil an essenziellen Aminosäuren im leicht verdaulichen Muttermilch-Eiweiß nach einem Muster, das den Bedürfnissen des wachsenden Kindes entspricht. Die Tabelle auf S. 174 zeigt die stets bedarfsgerechte Zusammensetzung der Muttermilch. Doch das Erfolgsgeheimnis liegt nicht in der Zusammensetzung allein, daneben spielt auch die einzigartige »Zubereitung«, die dem mütterlichen Organismus gelingt, eine Rolle: Die Nährstoffmengen variieren nämlich auch innerhalb jeder einzelnen Stillmahlzeit. So ist der Flüssigkeitsgehalt in den ersten Minuten am höchsten, während der Fettgehalt zum Ende der Mahlzeit hin regelmäßig ansteigt – das Baby stillt also zuerst seinen Durst, dann den Hunger und bekommt zum Schluss eine kleine Portion »Sahne« als Nachtisch.

Der Clou ist, dass sich nicht nur die Nährstoffzusammensetzung der Muttermilch dynamisch an den Bedarf des Babys anpasst, sondern auch ihr Gehalt an wesentlichen Immunschutzfaktoren: Werden Mutter oder Baby während der Stillzeit z.B. einmal krank, steigen in der Muttermilch entsprechende Abwehrstoffe sofort sprunghaft an. Muttermilch stärkt außerdem die Thymusdrüse, in der während der Kindheit die T-Lymphozyten zu immunkompetenten Zellen des spezifischen Abwehrsystems heranreifen. Die Thymusdrüse bildet dazu noch spezielle Hormone, welche die Reifung von Immunzellen in den Lymphknoten steuern. Ein entsprechender Mangel führt vermutlich zu immunologischen Störungen. Je länger die Zeit dauert, in der die Thymusdrüse durch das Stillen in diesen wichtigen Funktionen gestärkt wird, desto vorteilhafter ist dies langfristig für das Immunsystem des Kindes.

Die psychische und soziale Entwicklung wird beim Stillen durch die unersetzliche Innigkeit der Zuwendung gefördert – immerhin gibt die Mutter dem Baby einen Teil von sich selbst. Diese körperliche Verbundenheit – die Erfahrung des Eins-Seins – stärkt das Baby seelisch und emotional in der wichtigen Startphase des Lebens.

Dazu sagt der renommierte Neurobiologe Prof. Dr. Gerald Hüther, Universität Göttingen, in seinem Buch *Kinder brauchen Wurzeln*: »Die erste tief greifende Angst und Stressreaktion erlebt jeder Mensch bei seiner Geburt. Verzweifelt muss er nach dieser dramatischen Veränderung seiner bisherigen Lebenswelt nach einem Weg suchen, um sein verloren gegangenes inneres Gleichgewicht wiederzufinden. Die wichtigste Erfahrung, die jedes Neugeborene während der ersten Tage und Wochen in dieser neuen Welt machen kann und machen muss und die seinen weiteren Ent-

Damit das Baby groß und stark wird

Kohlenhydrate ❯ sind in der Muttermilch als Milchzucker (Lactose) enthalten, davon ein Zehntel – das ist einzigartig – in Form von mehr als 130 verschiedenen Oligosacchariden. Diese speziellen Zuckerstoffe dienen teilweise der Gehirnentwicklung, aber größtenteils dem Aufbau eines komplexen Infektionsschutzsystems, indem sie die gesunde Darmbakterienflora stärken, damit schädlichen, infektiösen Bakterien diese Eintrittspforte verwehrt ist. Auch die Harnwege sind dadurch geschützt.

Fette ❯ sind als kompliziert aufgebaute, winzige Kügelchen mit einem Kern aus Triglyzeriden fein in der Muttermilch verteilt, gleich zusammen mit einem Enzym für die leichtere Fettverdauung (Lipase). Ungewöhnlich hoch ist der Gehalt an sehr langkettigen, hoch ungesättigten Fettsäuren, welche ganz besonders wertvoll sind – insbesondere für die Entwicklung des Gehirns!

Eiweiß ❯ ist in der Muttermilch von besonders hoher biologischer Wertigkeit, das heißt, es besteht aus vielen essenziellen Aminosäuren in leicht verdaulicher Form. Aber ein guter Teil der Proteine wird gar nicht verdaut – diese Eiweißstoffe dienen nicht dem Zellaufbau, sondern der Abwehrkraft. Dazu zählen Immunglobuline und andere Antikörper; Laktoferrin für die Eisenaufnahme (damit kann Eisen aus der Beikost zu mehr als 50% vom Baby aufgenommen werden, im Gegensatz zu nur 10% bei Formulamilch) sowie für die Bakterien- und Virenabwehr; Lysozyme, die Bakterien ganz einfach auflösen; dazu Wachstumsfaktoren und Hormone für die Reifung der Darmschleimhaut und verschiedener Abwehrzellen.

Leukozyten, ❯ weiße Blutkörperchen, sind zu Beginn der Stillzeit in der Muttermilch besonders zahlreich, da befinden sich in einem Milliliter bis zu drei Millionen dieser Abwehrzellen. Die meisten davon (Neutrophile und Makrophagen) vernichten Bakterien, indem sie sie einfach verschlingen. Ein anderer Teil dieser Zellen (T-Lymphozyten) erfüllt eine Gedächtnisfunktion für die Bildung spezifischer Antikörper gegen Erreger im Umfeld von Mutter und Kind.

Ein guter Start ...

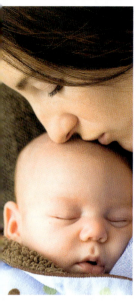

wicklungsweg entscheidend prägt, wird als Gefühl in seinem Gehirn verankert. Es ist das Gefühl, dass es in der Lage ist, seine Angst zu bewältigen. Damit dieses Gefühl entstehen kann, muss das Neugeborene seine Angst zum Ausdruck bringen können, und es ist darauf angewiesen, dass sein Schreien gehört wird, dass sich jemand (normalerweise die Mutter) ihm zuwendet, es wiegt, es an die Brust nimmt, zu ihm spricht, es wärmt und es beruhigt.

Nur wenn das Baby jemanden findet, der es ihm ermöglicht, wieder möglichst viel von dem zu spüren und wahrzunehmen, was es bereits aus seinem bisherigen Leben im Mutterleib kennt und was es mit der dort vorgefundenen Sicherheit und Geborgenheit verbindet, kann es seine Angst überwinden und sein inneres emotionales Gleichgewicht wiederfinden. Je häufiger ihm das gelingt, desto tiefer wird die Erfahrung in seinem Gehirn verankert, dass es durch eine eigene Leistung in der Lage ist, seine Angst mithilfe eines anderen Menschen (der Mutter) zu bewältigen. Sein Selbstvertrauen wächst dabei ebenso wie sein Vertrauen in die Fähigkeiten seiner Mutter, ihm Sicherheit und Geborgenheit bieten zu können. Das Kind entwickelt eine enge emotionale Bindung ...«

Die gelungene Bindung – Wissenschaftler sprechen von »Bindungssicherheit« – gilt heute als Ausgangsbasis dafür, dass ein Kind sein volles Potenzial entwickelt. Denn, sagt Gerald Hüther, »jedes Kind braucht das Gefühl von Sicherheit und Geborgenheit, um neue Situationen und Erlebnisse nicht als Bedrohung, sondern als Herausforderung bewerten zu können. Beides gibt es nur in der intensiven Beziehung zu anderen Menschen, und es sind die frühen, in diesen Beziehungen gemachten und im kindlichen Hirn verankerten psychosozialen Erfahrungen, die seine weitere Entwicklung bestimmen und sein Fühlen, Denken und Handeln fortan lenken.«

Gefühle von Geborgenheit und Sicherheit sind auf hormoneller Ebene mit bestimmten hormonellen Botenstoffen, wie Beta-Endorphinen und Oxytozin, verbunden, von welchen man nicht nur weiß, dass sie die Mutter-Kind-Bindung nachhaltig stärken, sondern auch, dass ihr Wert durch den besonderen Kontakt beim Stillen – beispielsweise die Berührung der Lippen mit den hochsensiblen Mamillen – jeweils stark ansteigt.

Wissenschaftler gehen davon aus, dass eine starke frühkindliche Bindung von großer Bedeutung für die spätere soziale Anpassung ist. Natürlich ist es auf dieser Ebene auch nicht bedeutungslos, dass in Studien bei ehemals gestillten Kindern im Alter von neun Jahren eine bessere neurologische Entwicklung festzustellen war und dass ehemalige Frühchen, die Muttermilch bekommen hatten, im Alter von acht Jahren höhere Intelligenzquotienten aufwiesen im Vergleich zu den Kindern, die als Säuglinge mit Formulamilch (kommerzielle Flaschennahrung) ernährt wurden.

»Mamille« ist der medizinische Begriff für »Brustwarze« und soll im Folgenden dieses unschöne, leider im Deutschen immer noch weit verbreitete Wort ersetzen. Ähnliches gilt für »Areola«, zu deutsch »Warzenhof«. Auch hier wird das deutsche Wort durch den wissenschaftlichen Begriff ersetzt.

Muttermilch ist Medizin

Die Bundeszentrale für gesundheitliche Aufklärung (BZgA) stellt fest, dass gestillte Babys weniger häufig krank werden (in der Broschüre »Stillen und Muttermilchernährung«, S. 19, BZgA 2001). Während zum Beispiel jedes sechste nicht-gestillte Baby in den kritischen ersten drei Lebensmonaten eine Magen-Darm-Infektion bekommt, erkrankt unter den gestillten Babys nur jedes dreiunddreißigste Kind daran. Dass Magen-Darm-Infektionen heute in den westlichen Industrieländern als Bagatellen verlaufen, liegt allein an der guten medizinischen Versorgung. In Entwicklungsländern sieht es damit leider noch ganz anders aus: Durchfall und Erbrechen werden dort bei Babys schnell zu lebensbedrohlichen Erkrankungen. Mit Formulamilch erkranken Babys auch häufiger an Infektionen der Atemwege (z.B. Keuchhusten, Bronchitis, Lungenentzündung), des Mittelohrs, der Harnwege und der Hirnhäute (Meningitis). Hingegen zeigten Nachuntersuchungen im Alter von sieben Jahren bei Kindern, die nach der Geburt mindestens fünfzehn Wochen lang gestillt worden waren, einen immer noch bestehenden Schutz gegen Atemwegserkrankungen. Ähnlich geschützt sind gestillte Kinder vor Durchfall, Mittelohrentzündung und HiB-Infektionen (Haemophilus influenza Typ B – ein Erreger von Meningitis und Kehlkopfentzündung).

Ehemals gestillte Kinder waren in einer Untersuchung an 10 000 bayrischen Schulkindern auch deutlich seltener übergewichtig, wobei die positive Auswirkung des Stillens umso stärker war, je länger die individuelle Stillzeit gedauert hatte. Im Vergleich zu nicht gestillten Kindern waren Kinder mit einer ehemals sechsmonatigen Stillzeit nur halb so häufig fettsüchtig, hingegen waren sogar fünf Mal weniger Kinder betroffen, wenn ihre Stillzeit bis ins zweite Lebensjahr hinein gedauert hatte, also nur zwanzig statt hundert Kinder! Außerdem zeigt die Statistik, dass Menschen, die als Baby nicht gestillt wurden, einen signifikant höheren Cholesterinspiegel haben. Dieser zählt, ebenso wie Übergewicht und Diabetes mellitus, zu den Risikofaktoren ersten Grades für Arteriosklerose, der Hauptursache für Herz-Kreislauferkrankungen wie Herzinfarkt und Schlaganfall, die im deutschen Gesundheitswesen den größten Kostenfaktor darstellen.

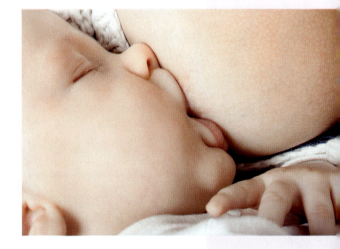

Eine ganze Reihe von schweren, unheilbaren Krankheiten tritt statistisch gesehen sehr

Ein guter Start ...

Immunsystem Muttermilch

Genau abgestimmte, ineinandergreifende Immunfaktoren in der natürlichen Säuglingsnahrung schützen das gestillte Kind passiv vor akuten Erkrankungen und fördern aktiv seine eigene, heranreifende Abwehrkraft. Dabei prägt die Muttermilch das Immunsystem in dieser Reifephase für das ganze Leben. Dadurch sind beispielsweise immunologisch ausgelöste chronische Erkrankungen bei ehemals gestillten Erwachsenen selten.

Wirkung		Wirkfaktoren
antimikrobiell	z.B.	sekretorisches Immunglobulin A
		Laktoferrin
		Lysozym
		Glykoproteine/-lipide
		Oligosaccharide
		freie Fettsäuren, Monoglyzeride
		Leukozyten
antientzündlich	z.B.	Antioxidantien
		Wachstumsfaktoren
		Hormone
immunmodulatorisch	z.B.	Nukleotide
		Cytokine
		antidiotypische Antikörper
		Hormone
		T-Lymphozyten

Quelle: »Stillen und Muttermilchernährung« S. 20, BzgA 2001

Stillen – ganz einfach stillen

viel seltener auf, wenn im Säuglingsalter gestillt wird. Dazu zählen Diabetes mellitus Typ I (»jugendlicher Diabetes mellitus«), Morbus Crohn (eine chronische Darmentzündung) und maligne Lymphome (bösartige Erkrankungen des lymphatischen Systems). Das Diabetes-Risiko liegt bei gestillten Kindern sogar 50% niedriger als bei nicht gestillten Kindern. Auch hier wirkt es umso positiver, je länger ein Kind gestillt wird. Der Schutz gegen bösartige Krebserkrankungen nimmt mit länger andauernder Stillzeit ebenfalls immer mehr zu, wie neue Studien erkennen lassen.

Fazit der BZgA: Es »mehren sich die Hinweise, dass (durch Stillen) das Abwehrsystem des Kindes für sein ganzes Leben geprägt wird.« Welch ein großes Geschenk für das Baby! Und welch ein großes Geschenk auch für die Eltern: Sie haben über Jahre und Jahrzehnte ein sorgenfreieres Leben mit einem Kind, das gut gedeiht und sich gesund entwickelt!

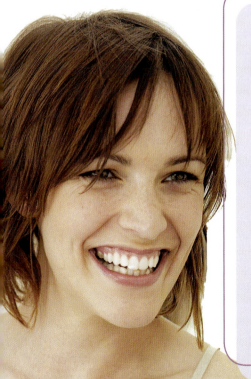

Stillen ist auch gesund für Sie!

Rasche und problemlose Rückbildung: Nach der Geburt werden beim Stillen auf hormonellem Wege Kontraktionen ausgelöst – sie sorgen für eine rasche Rückbildung der Gebärmutter, schützen vor unnötigem Blutverlust und vermeiden einen Stau des Wochenflusses, was wiederum vor Infektionen schützt.

Schneller wieder schlank, auf Dauer bessere Figur: Durch den zusätzlichen Kalorienverbrauch für die Milchbildung freuen sich stillende Mütter über eine raschere Gewichtsabnahme – sie erreichen im ersten Jahr mit dem Baby leichter wieder das Gewicht, das sie vor der Schwangerschaft hatten, und tragen im weiteren Leben ein geringeres Risiko für Übergewicht inklusive seiner Folgeprobleme.

Kleineres Krebs-Risiko: Frauen, die ein Kind gestillt haben, haben statistisch gesehen ein kleineres Risiko für Brust- und Ovarial-Krebserkrankungen. Auch das seltenere Vorkommen von Multipler Sklerose bei Frauen, die gestillt haben, wird heute in Zusammenhang mit dem Stillen gebracht.

Vorfreude auf die Stillzeit

Sinnvolle Vorbereitungen

In den Wochen vor der Geburt laufen die letzten Vorbereitungen auf Hochtouren. Da ist es beruhigend, dass für die optimale Ernährung Ihres Babys schon von Natur aus bestens vorgesorgt ist. Ohne dass Sie dafür etwas einkaufen oder herrichten müssten, werden Sie Ihr Baby nach der Geburt einfach an die Brust nehmen und stillen können. Sie werden später froh sein, wenn Sie schon jetzt Ihre Wochenbett-Zeit vorbereiten – auch wenn es manchmal schwerfällt, über die Geburt hinaus zu denken. Stellen Sie sich auf eine Phase der besonderen Sensibilität und Offenheit ein. Folgendes ist besonders sinnvoll:

Lernen Sie schon jetzt Ihre Nachsorge-Hebamme kennen. Mancherorts muss man sich frühzeitig nach einer Hebamme für die Nachsorge umsehen, bei einem errechneten Geburtstermin in der Urlaubszeit oder um wichtige Feiertage herum ist dies allemal ratsam. Die Hebamme betreut Sie und Ihr Baby während der Rückbildungs- und Anpassungsvorgänge nach der Geburt, bei Ihrem Kind beobachtet sie u.a. das Trinkverhalten, die Gewichtsentwicklung, die Abheilung des Nabels. Ihre Hebamme wird Ihnen als kompetente Ansprechpartnerin nicht nur in Bezug auf Ihre neue Lebenssituation allgemein, sondern insbesondere auch bei allen Fragen, die sich beim Stillen ergeben, zur Verfügung stehen – vom Tag der Geburt bis zum Ende der Stillzeit. Hebammen mit IBCLC-Diplom zur Still- und Laktationsberatung kooperieren vielerorts mit ihren Kolleginnen im regionalen Hebammenverband bei besonderen Stillsituationen oder -hindernissen. Fast überall führen Hebammen Vorsorgeuntersuchungen während der Schwangerschaft durch und nehmen sich dabei Zeit fürs Gespräch. Das ist eine gute Gelegenheit, sich kennenzulernen und miteinander vertraut zu werden. Sobald das Baby auf der Welt ist, sollten Sie gleich auch Ihrer Nachsorge-Hebamme Bescheid sagen, damit sie sich darauf einstellt, rechtzeitig bei Ihnen zu sein. Der erste Hausbesuch findet am besten schon am Tag der Entlassung aus der Klinik statt oder gleich am Tag danach.

Besuchen Sie Ihre zukünftige Stillgruppe noch vor der Geburt. Finden Sie heraus, wo sich in Ihrer Nähe eine Stillgruppe trifft. Viele Stillberaterinnen der AFS und der La Leche Liga (die Adressen finden Sie im Anhang) laden in monatlichem Turnus zu Stillgruppen ein, und es macht sehr viel Sinn, dort schon einmal während

Vorfreude auf die Stillzeit

der Schwangerschaft vorbeizugehen – umso mehr, wenn Ihnen Babys jetzt noch wie kleine Wesen von einem anderen Stern vorkommen. Es wird sich bestimmt lohnen, ein paar Kilometer dafür zu fahren. Am besten rufen Sie vorher schon mal an.

Sorgen Sie für gute Stillbegleitung im Anschluss an die Geburt. Man sollte meinen, dass dort, wo täglich Babys zur Welt kommen, alles darauf eingestellt ist, das Stillen von Anfang an optimal zu unterstützen. Doch im Krankenhaus stehen die betrieblichen Anforderungen dem noch allzu oft entgegen. Kliniken stehen sehr unter dem Druck der Wirtschaftlichkeit: Betreuung, die viel Zeit kostet, ist unwirtschaftlich, deshalb sind dem Personal oft die Hände gebunden. Es geht dann schneller, dem Baby ein Fläschchen zu geben, als die Mutter geduldig beim Stillen zu begleiten. Dazu kommen medizinische Routinemaßnahmen, die dem guten Stillstart oft Steine in den Weg legen. Obwohl Studien gezeigt haben, dass die häufigsten Gründe für vorzeitiges Abstillen – wunde Mamillen und zu knappe Milchmenge – häufig in der Klinik ihren Ursprung haben, halten sich dort falsche Traditionen hartnäckig. Trotzdem: Selbst wenn es Ihnen nicht gelingen sollte, durch eine kritische Wahl des Geburtsortes für einen stressfreien Stillstart zu sorgen, ist noch nichts verloren – es lässt sich alles wieder gutmachen, sobald Sie zu Hause sind und Ihre Hebamme Sie gut betreut! Verwirrend: In der Klinik bekommt man oft unterschiedliche Ratschläge – am besten halten Sie sich nur an die Person, der Sie am meisten vertrauen. Wenn das Stillen in den ersten Tagen schwierig ist (Schmerzen, Milchstau, Gewichtsabnahme) und Sie sich nicht genügend unterstützt fühlen, rufen Sie am besten sofort, noch von der Klinik aus, Ihre Nachsorge-Hebamme oder Still- und Laktationsberaterin IBCLC zu Hilfe. Unter Umständen ist es sinnvoller, die Klinik schon vor dem dritten Tag zu verlassen, der oft durch den Milcheinschuss mit seinen Hormonschwankungen ein schwieriger Tag ist. Bei gut organisierter Nachsorge ist auch die ambulante Geburt oft eine bessere Lösung.

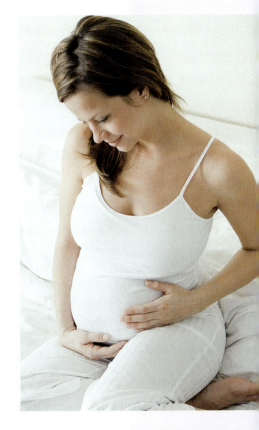

Initiative »Babyfreundliches Krankenhaus«

Weil die Entbindungsstation für eine glückliche und ausreichend lange Stillzeit eine Schlüsselposition einnimmt, haben die Weltgesundheitsorganisation WHO und UNICEF die folgenden »Zehn Schritte zum erfolgreichen Stillen« als Leitlinie für Entbindungsstationen entwickelt. Jedes Krankenhaus, das sie erfüllt und keine Werbung für künstliche Säuglingsnahrung verteilt, ist an der WHO/UNICEF-Plakette »Babyfreundliches Krankenhaus« zu erkennen. Weltweit tragen im Jahr 2010 ca. 20 000 Krankenhäuser dieses Zertifikat, davon momentan 51 in Deutschland (www.babyfreundlich.org). Unabhängig davon, wo Sie Ihr Baby zur Welt bringen wollen, ob in einer Klinik mit oder ohne diese Auszeichnung, ob zu Hause oder in einem Geburtshaus – Sie können Absprachen dafür treffen, dass zumindest einige dieser Kriterien erfüllt werden, insbesondere die Schritte 4, 6, 7 und 9, und für alles andere notfalls selbst sorgen.

Vorfreude auf die Stillzeit

Zehn Schritte zum erfolgreichen Stillen: Einrichtungen, in denen Entbindungen stattfinden und Neugeborene betreut werden, sollten:

1. schriftliche Richtlinien zur Stillförderung haben, die dem gesamten Pflegepersonal in regelmäßigen Abständen nahegebracht werden,

2. das gesamte Mitarbeiterteam in Theorie und Praxis so schulen, dass es diese Richtlinien zur Stillförderung mit Leben füllen kann,

3. alle schwangeren Frauen über die Vorteile und die Praxis des Stillens informieren,

4. Müttern ermöglichen, ihr Kind innerhalb der ersten halben Stunde nach der Geburt anzulegen,

5. den Müttern das korrekte Anlegen zeigen und ihnen erklären, wie sie ihre Milchproduktion aufrechterhalten können, auch im Falle einer Trennung von ihrem Kind,

6. neugeborenen Kindern weder Flüssigkeit noch sonstige Nahrung zusätzlich zur Muttermilch geben, wenn es nicht aus medizinischen Gründen angezeigt scheint,

7. Rooming-in praktizieren, d.h. Mutter und Kind erlauben, zusammenzubleiben – 24 Stunden am Tag,

8. zum Stillen nach Bedarf ermuntern,

9. gestillten Kindern keinen Gummisauger oder Schnuller geben,

10. die Entstehung von Stillgruppen fördern und Mütter bei der Entlassung aus der Klinik oder Entbindungseinrichtung mit diesen Gruppen in Kontakt bringen.

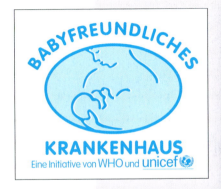

Praktische Unterstützung beim Stillen

In der ersten Zeit ▷ läuft beim Stillen leicht einmal etwas schief, weil in dieser großen Anpassungsphase besondere Sensibilität und Verwundbarkeit vorherrschen. Ich empfehle Ihnen, sich schon vor der Geburt um Ihr Versorgungsnetz zu kümmern und dies nicht in die Zeit des Wochenbetts zu verschieben, während der Sie und Ihr Partner unerwartet vielseitig gefordert sein werden. Die richtige Unterstützung zur rechten Zeit kann entscheidend sein – für eine glückliche Stillzeit, für eine entspannte Partnerschaft, für Ihre Zufriedenheit mit sich und der Welt. Hier ein Überblick zur Angebotssituation.

Hebammen ▷ unterstützen nach der Geburt umfassend, auch in allen Fragen zum Stillen. Sie sind über das Wochenbett hinaus während der gesamten Stillzeit als erste Ansprechpartnerin zuständig. Hebammen rechnen selbst direkt mit den Kassen ab, Überweisung und Rezept sind nur bei verstärkter und verlängerter Betreuung im ersten Lebensjahr nötig, z.B. nach einer Frühgeburt. Lesen Sie im Anhang, für welche Hebammenleistungen Ihre Krankenkasse aufkommt. Sollte Ihre Hebamme einmal unerwartet ausfallen, brauchen Sie nicht auf noch offene Hilfeleistung zu verzichten, sondern können sich selbstverständlich eine andere Hebamme suchen. Adressen finden sich bei den Hebammenverbänden (siehe Anhang) und im Branchen- bzw. Telefonbuch.

Kinderkrankenschwestern ▷ bzw. Gesundheits- und Kinderkrankenpflegerinnen (neue Bezeichnung seit 2004) sind auf der Wöchnerinnenstation für die Babys zuständig und helfen dort beim Stillen.

Still- und Laktationsberaterinnen ▷ IBCLC haben berufsbegleitend zu ihrem medizinischen Grundberuf wie Kinderkrankenschwester, Hebamme, Ärztin usw. eine anspruchsvolle Zusatzausbildung für die Stillberatung gemacht und mit einem internationalen Examen abgeschlossen (International Board Certified Lactation Cosultant). Sie arbeiten meistens in Krankenhäusern, aber an vielen Orten auch in freier Praxis (Hausbesuche, Seminare).

Stillberaterinnen ▷ sind in der Regel in einem der zwei großen Stillberatungs-Verbände, der Arbeitsgemeinschaft Freier Stillgruppen (AFS) oder der La Leche Liga (LLL) organisiert und dort aus- und fortgebildet. Sie bieten in ehrenamtlichem Einsatz hilfreiche Stillberatung am Telefon an und unterhalten regelmäßige Still-Treffs für unterstützenden Austausch, Information und Rückenstärkung. Die Organisationen haben sehr informative Internetseiten und die AFS bietet außerdem eine Telefon-Hotline für den dringenden Notfall.

Die Pflege der Brust in der Schwangerschaft

Haben Sie aufgrund von Veränderungen Ihrer Brust als Erstes bemerkt, dass Sie schwanger sind? Den meisten Frauen geht es so. Die Brust kann schon in den ersten drei Monaten der Schwangerschaft um ein bis zwei BH-Größen zunehmen. Übrigens: Das Stillen beeinträchtigt die Schönheit der Brust nicht, aber durch eine Schwangerschaft verändert sie sich möglicherweise schon. Schwangerschaftsstreifen, sogenannte Striae, können sich überall dort bilden, wo das Bindegewebe in kurzer Zeit stark gedehnt wird. Davon ist in der Schwangerschaft oft als Erstes der Busen betroffen, später dann der Bauch. Durch vorbeugende Massagen lässt sich dem entgegenwirken.

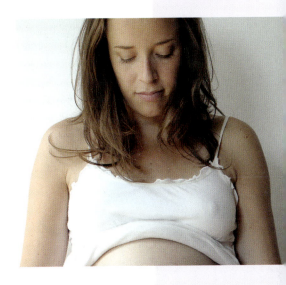

Die Mamillen vorbereiten?

An Ihre Mamillen lassen Sie in der Schwangerschaft am besten nur noch Wasser, Luft und Sonne. Denn: Seife und Duschgel greifen den natürlichen Hautschutz an, Creme und Öl weichen die Haut auf und machen sie damit überempfindlich. Die Vorstellung, dass diese zarte Haut Abhärtung bräuchte, um der Beanspruchung durch das Stillen gewachsen zu sein, hat sich als irrig erwiesen. Sie brauchen Ihre Mamillen aber auch nicht besonders zu schonen, beispielsweise dürfen Sie die Zärtlichkeiten Ihres Partners wie gewohnt genießen. Vertrauen Sie darauf, dass Ihr Körper Ihnen Warnzeichen gibt, wenn Sie etwas falsch machen. Über die Mamillen werden, wie Sie vielleicht wissen, erregende Impulse an Ihre Gebärmutter gegeben. Während der Schwangerschaft sorgen jedoch erregungshemmende Hormone dafür, dass keine geburtswirksamen Wehen entstehen. Allerdings ist dieser Schutz in den ersten drei Monaten etwas schwächer, ebenso wie in den letzten Wochen vor der Geburt. In diesen Phasen müssen Sie gut hinspüren, wie viel Zärtlichkeit an den Mamillen der Schwangerschaft guttut.

Übrigens: Wenn Mamillen sich bei Berührung nicht aufrichten, sondern eher noch nach innen ziehen, dann spricht man von invertierten Mamillen, oder, wenig schmeichelhaft, von Schlupf- oder Hohlwarzen. Sie müssen wissen, dass solche Mamillen – ebenso wie besonders kleine oder flache Mamillen – kein Hindernis für eine befriedigende Stillzeit sind, denn das Baby nimmt zum erfolgreichen Saugen ohnehin zusammen mit der Mamille einen großen Teil der Areola in den Mund. Und das zieht die Mamille mit der Zeit heraus. Die Mamillen von Frauen sind allesamt sehr unterschiedlich. Manche Frauen haben eine kleine Areola mit einer großen Mamille, andere Frauen haben eine große Areola mit einer kleinen, flachen Mamille, und dazwischen gibt es jede Variante – aber für das Stillen ist die Form nicht wichtig, denn das Baby gewöhnt sich nach der Geburt an »seine« Brust und findet heraus, wie es am geschicktesten damit umgeht, wenn man ihm Zeit dazu lässt.

Manchmal wird dann das Tragen von Mamillenformern (im Handel als Brustwarzenformer erhältlich) schon während der Schwangerschaft empfohlen, damit es das Baby später leichter hat. Das sind kleine zweiteilige Silikonschalen, etwas größer als die Areola, die sich der Körperform anpassen und unter der Kleidung nicht auffallen. Die untere Schale hat eine runde Öffnung für die Mamille, sie drückt auf die Areola und bringt damit die Mamille nach vorne. In der oberen Schale sind kleine Löcher für die Luftzirkulation. Man trägt Mamillenformer vor allem in den ersten Wochen der Stillzeit, jeweils 20 bis 60 Minuten vor den Stillmahlzeiten, um dem Baby das Saugen an invertierten Mamillen zu erleichtern.

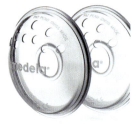

Manche Hebammen empfehlen statt Mamillenformern das Tragen von Niplettes in der Schwangerschaft. Das sind mamillengroße Saughütchen mit kleiner Kanüle, die sich ebenfalls dezent im BH tragen lassen. Damit werden verkürzte Milchgänge zart gedehnt und invertierte Mamillen dauerhaft korrigiert. Weil in den späteren Schwangerschaftsmonaten durch den sanften Sog der Niplettes vielleicht Muttermilch austritt, was wegen der Feuchtigkeit unangenehm ist, verwendet man sie am besten schon etwas früher.

Praktische Geschenke

Sprechen Sie es bei jeder Gelegenheit an, die sich im Kolleginnen-, Freundes- und Verwandtenkreis bietet, dass Sie praktische Geschenke zur Geburt eines Kindes genial finden. Wie z.B. einen *Gutschein* für 1 x Fensterputzen, 1 x große Bügelwäsche abholen, 1 x Pizzaservice schicken. Und erzählen Sie es herum, wenn Ihre reiche Patentante Ihnen Geld für eine Haushaltshilfe zur Geburt schenkt. Das alles ist viel besser, als später mit 20 Stramplern in derselben Größe dazusitzen – an Babykleidung können Sie jederzeit leicht kommen, doch *Hilfe im Alltag* ist nach der Geburt wertvoll und rar!

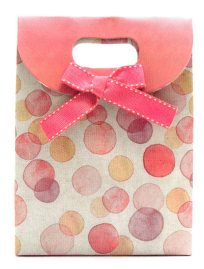

Angekommen – unser Baby ist da!

In der ersten Lebensstunde ist nichts auf der Welt wichtiger, als dass Mutter und Vater ihr Kind fasziniert betrachten, betasten, spüren und es auf ihre eigene spontane Weise begrüßen können. Sie brauchen dazu einfach nur Ruhe in einem warmen, geschützten Raum.

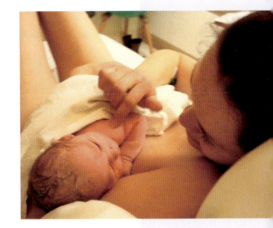

Aufmerksame Geburtshelfer ziehen sich nach der Geburt deshalb zuerst einmal zurück, bleiben jedoch rufbereit. Sich zu vergewissern, dass Mutter und Kind die Geburt komplikationslos überstanden haben, und sie mit vorgewärmten Tüchern zu versorgen, nimmt davor nur kurze Zeit in Anspruch. Der Champagner, das Baden, die Neugeborenen-Erstuntersuchung (U 1) mit Wiegen und Messen und mögliche routinemäßige Prophylaxe, all das darf getrost warten – in der ersten Stunde sollten Mutter und Kind nicht getrennt werden. Durch den Hautkontakt mit der Mutter bleiben Neugeborene erwiesenermaßen viel wärmer als in einem warmen Bett (dort sinkt ihre Temperatur immer ab), am Körper der Mutter erholen sie sich am schnellsten von der Geburt, sie bewahren und tanken Energie.

Die magische erste Stunde

Während der ersten Stunde seines Lebens hat das Neugeborene nach einer natürlichen Geburt eine längere Phase ruhiger Aufmerksamkeit. Zum ersten Mal spürt es Luft um sich, seine Augen zwinkern und blinzeln dem Licht der Welt entgegen – denn im Innern der Gebärmutter herrschte purpurfarbene Dämmerung. Geräusche, die es bisher durch Bauchdecke und Fruchtwasser gedämpft wahrgenommen hat, dringen nun ungefiltert an sein Ohr. Das Neugeborene reagiert – das zeigen videogestützte Studien – auf die vertraute Stimme seiner Mutter: Fast unmerklich bewegt es sich im Gleichklang mit dem Rhythmus ihrer Worte und den sanften Berührungen ihrer Fingerspitzen, mit denen sie staunend sein Gesicht, seine Arme und Beine ertastet. Dann hat sich das Baby an die ungewohnte Helligkeit gewöhnt – es öffnet die Lider, sucht das Gesicht der Mutter, schaut ihr mit dem grenzenlos tiefen Blick aller Neugeborenen direkt in die Augen. Diese zeitlose erste Begegnung bleibt ein Leben lang unvergesslich.

Genussfaktor Hautkontakt: Lassen Sie sich das nicht nehmen!

In einer Studie wurde eine Gruppe von Neugeborenen etwa 20 Minuten nach der Geburt der Mutter weggenommen. Sie wurden in einem anderen Raum gewogen, gebadet und fertig angezogen 40 Minuten nach der Geburt wieder zur Mutter gebracht. Die Neugeborenen einer anderen Gruppe dagegen lagen während der ganzen ersten Stunde ihres Lebens unbekleidet, Haut an Haut bei ihrer Mutter. Diese Babys nahmen die Brustwarze und einen Teil des Brustwarzenhofs richtig in den Mund. In der ersten Gruppe nahmen weniger Babys die Brustwarze richtig in den Mund, und das hatte zur Folge, dass in dieser Gruppe die Stillzeit insgesamt kürzer war.

In einer anderen Studie untersuchte man die Reaktionen der Mütter. Hier zeigte sich, dass Mütter liebevoller und aufmerksamer mit ihren Babys umgingen, wenn sie von den ersten 72 Stunden nach der Geburt mindestens 18 Stunden in hautnahem Zusammensein mit ihren Babys verbringen konnten. Eine Folgestudie zeigte, dass Mütter ihre Babys sehr viel seltener alleine auf der Kinderstation des Krankenhauses ließen, wenn diese schon innerhalb der ersten Stunde nach der Geburt an ihrer Brust geschleckt hatten und nicht erst viel später.

Beim Stillen plauderten diese Mütter mehr mit ihren Kindern (gut für die Gehirnentwicklung), und die Untersuchung ihres Hormonspiegels erbrachte einen deutlich niedrigeren Stresswert. Fazit: Wenn ihr neugeborenes Baby nicht von ihnen getrennt wurde, waren Mütter einfach viel glücklicher und hatten eindeutig mehr Spaß!

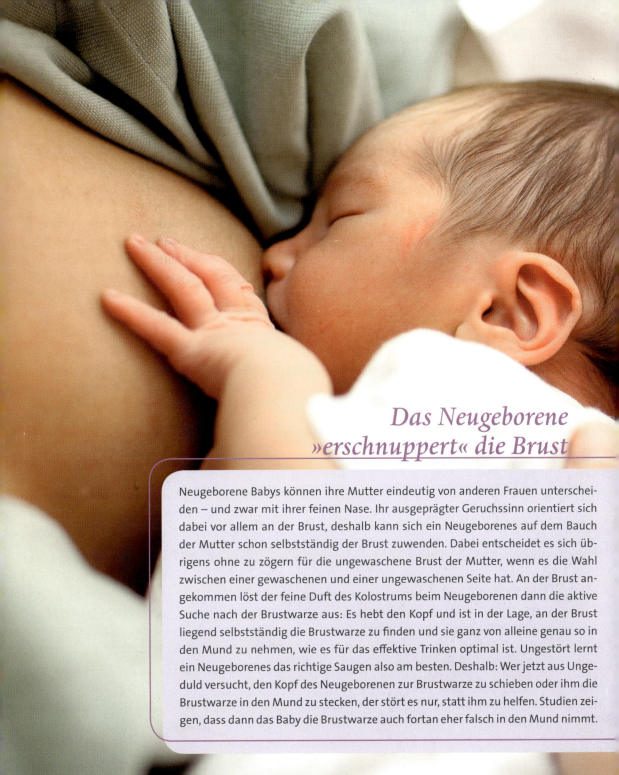

Das Neugeborene »erschnuppert« die Brust

Neugeborene Babys können ihre Mutter eindeutig von anderen Frauen unterscheiden – und zwar mit ihrer feinen Nase. Ihr ausgeprägter Geruchssinn orientiert sich dabei vor allem an der Brust, deshalb kann sich ein Neugeborenes auf dem Bauch der Mutter schon selbstständig der Brust zuwenden. Dabei entscheidet es sich übrigens ohne zu zögern für die ungewaschene Brust der Mutter, wenn es die Wahl zwischen einer gewaschenen und einer ungewaschenen Seite hat. An der Brust angekommen löst der feine Duft des Kolostrums beim Neugeborenen dann die aktive Suche nach der Brustwarze aus: Es hebt den Kopf und ist in der Lage, an der Brust liegend selbstständig die Brustwarze zu finden und sie ganz von alleine genau so in den Mund zu nehmen, wie es für das effektive Trinken optimal ist. Ungestört lernt ein Neugeborenes das richtige Saugen also am besten. Deshalb: Wer jetzt aus Ungeduld versucht, den Kopf des Neugeborenen zur Brustwarze zu schieben oder ihm die Brustwarze in den Mund zu stecken, der stört es nur, statt ihm zu helfen. Studien zeigen, dass dann das Baby die Brustwarze auch fortan eher falsch in den Mund nimmt.

Ein guter Start ...

Das erste Mal

Die meisten Babys zeigen schon während der ersten Stunde Lust auf die Brust. Suchend heben sie den Kopf, führen ihre kleine Hand zum Mund und schlecken an allem, was sich ihnen bietet. Unter Umständen kann das Neugeborene sogar alleine die Brust finden und sie schließlich – nach mehreren Versuchen – vollkommen richtig in den Mund nehmen. Die meisten Babys lassen sich sehr genießerisch viel Zeit dazu.

Nachdem Babys zunächst genüsslich die Haut der Mamille geschleckt und dann die ersten Züge Milch probiert haben, trinken manche von ihnen wie geborene Weltmeister, andere haben hingegen noch keinen großen Hunger. Dieses erste lustvolle Saugen muss auch nicht den Magen füllen, vielmehr ist es ein Teil des intimen Begrüßungsrituals. Physiologisch gesehen werden damit schützende und nährende Prozesse ausgelöst, auf die es ankommt. Psychologisch gesehen bilden diese Augenblicke des Sich-Wiederfindens den heilsamen Abschluss des Geburtserlebnisses. Tief im Bewusstsein wächst damit bei Mutter und Kind die stärkende Gewissheit: Es ist alles gut. Das Abenteuer der Geburt liegt hinter uns, wir sind nach diesem ungeheuren Trennungsakt auf einer neuen Ebene wieder vereint.

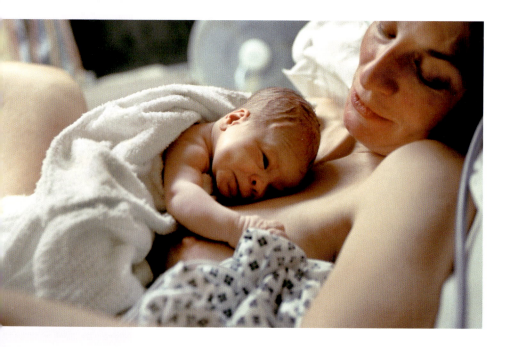

Glückshormone

Es hat so viele offenkundige Vorteile, wenn das Baby schon innerhalb der ersten Stunde nach der Geburt an die Brust kommt, dass es von der WHO ausdrücklich empfohlen wird. Bei der Mutter führt das frühe Saugen über hormonelle Botenstoffe zu kräftigen Uteruskontraktionen – das unterstützt die Lösung der Plazenta und verhindert überflüssigen Blutverlust. Damit ist bestens für einen problemlosen Verlauf der Rückbildungsprozesse gesorgt und eine medikamentöse Unterstützung dieser Vorgänge erübrigt sich. Hormone sorgen auch dafür, dass sich die Milchbildung problemlos einspielt. Prolaktin, das Milchbildungshormon (von lat. »pro« = für und »lact« = Milch) wird oft auch »Mütterlichkeitshormon« genannt und ist bereits während der Schwangerschaft vorhanden. Die entsprechenden Rezeptoren werden aber durch Plazenta-Hormone bis zur Geburt blockiert. Sobald die Plazenta nun den Körper verlassen hat, steigt die Prolaktinwirkung steil an und wird schon am zweiten Tag nach der Geburt ein Maximum erreichen – allerdings nur, wenn das Baby innerhalb der ersten Stunden nach der Geburt an der Brust saugt.

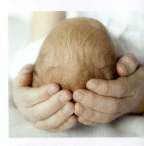
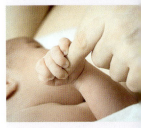

Im hormonellen Zentrum des Gehirns, dem Hypothalamus, findet sofort nach der Geburt eine Umstrukturierung statt, welche die schubweise Freigabe von Oxytozin erleichtert, die beim Stillen geschieht. Oxytozin wird gerne als das »Liebeshormon« bezeichnet, weil es mit angenehmsten Glücksgefühlen verbunden ist und immer dann ansteigt, wenn »das Herz aufgeht« – unter anderem bei angenehmer Berührung und Hautkontakt, vor allem aber bei der sexuellen Liebe, bei der Geburt und beim Stillen. In der ersten Stunde nach der Geburt erreicht Oxytozin den höchsten Wert im Leben überhaupt – vorausgesetzt, es wurden keine Narkotika verabreicht. Man weiß, dass Oxytozin ein »bindungserzeugendes« Hormon ist, das dazu führt, dass die Mutter das Bedürfnis hat, ihr Neugeborenes zu umhegen und zu pflegen und alle ihre Sinne in diesen Dienst zu stellen – und dass die Befriedigung dieses Bedürfnisses für sie zu einem Gefühl von tiefstem Glück und Erfüllung führt.

Zu solchen Gefühlen tragen darüber hinaus auch die Endorphine bei, deren Wert sich während des Stillens immerhin verdoppelt. Ihr Name bedeutet so viel wie »körperliche Morphine«, weil diese Botenstoffe das Wohlbefinden und die Lustgefühle steigern, während sie gleichzeitig alle unangenehmen Empfindungen dämpfen und ausblenden. Schon während der Geburt ist der Endorphinspiegel sehr hoch und wirkt als körpereigenes Schmerzmittel, auch zum Schutz des Babys – immer allerdings vorausgesetzt, dass keine starken Analgetika oder Narkotika verabreicht werden. Wenn dies jedoch nicht zu umgehen war und eine Mutter beispielsweise mit PDA (Peridualanästhesie) entbunden hat, wirkt sich dies auch auf das erste Stillen nach der Geburt aus. Die Reaktionen des Babys können dann stark verzögert sein und es ist darauf zu achten, dass man dem Neugeborenen nun besonders viel Zeit lassen muss, um in seinem ganz eigenen Tempo und Rhythmus die Brust zu finden und daran zu trinken.

Die erste Woche

Kolostrum – die Spezialnahrung für Neugeborene

Die erste Milch, die nach der Geburt aus Ihrer Brust fließt – Kolostrum oder Vormilch genannt – ist etwas ganz Besonderes: Sie ist im Grunde ein kalorienreiches Konzentrat an Immunstoffen und Abwehrkörpern. Die WHO nennt sie sowohl »Nahrung als auch Arznei« und die Ärztezeitung schwärmte vor einiger Zeit: »Kolostrum ist die Essenz der Immunstoffe, der Wachstums- und Heilungsstoffe.« Die Vormilch ist reich an Leukozyten, den weißen Blutkörperchen, die der Abwehrkraft dienen, und enthält besonders viel Immunglobulin A (IgA), das Erreger abwehrt, die sich auf der Schleimhaut ansiedeln möchten. IgA wird im Magen-Darm-Trakt des Babys nicht aufgespalten und absorbiert, sondern überzieht ihn sozusagen wie ein antiseptischer Film. So ist der Darm von innen gegen das Eindringen von artfremdem Eiweiß und Krankheitserregern versiegelt – und das Baby von nun an damit weitgehend geschützt vor Infektionen, vor Nahrungsmittelsensibilität und Allergien.

»Kolostrum ist die Essenz der Immunstoffe, der Wachstums- und Heilungsstoffe.« (Ärztezeitung)

Auch als Nahrung ist Kolostrum von Natur aus genau auf die Bedürfnisse des neugeborenen Babys abgestimmt. Die sehr gering erscheinende Menge der Vormilch stimmt genau mit der Aufnahmefähigkeit des unreifen kleinen Magens überein – dieser kann am ersten Tag noch nicht mehr als 10 ml pro Mahlzeit bewältigen. Mütter, die das nicht wissen, könnten der geringen Menge wegen Angst bekommen, nicht genug für ihr Baby zu haben. Doch Kolostrum macht seine geringe Quantität durch große Qualität wett – mit seinem hohen Gehalt an mehrfach ungesättigten Fettsäuren enthält es doppelt so viele Kalorien wie die »reife« Muttermilch, die schon ein paar Tage später zu fließen beginnt.

Stillen Sie Ihr Baby so oft und so lange, wie es trinken mag. Das ist in den ersten Tagen der allerbeste Rat. Je mehr Kolostrum Ihr Baby jetzt zu sich nimmt, desto schneller wird das Mekonium ausgeschieden – der erste Darminhalt, wegen seiner schwarzen Farbe und zähen Konsistenz auch »Kindspech« genannt – und desto leichter hat es der kleine Organismus beim Abbau des Bilirubins. Neugeborenen-Gelbsucht tritt dadurch seltener auf und verläuft leichter. Sollte Ihr Baby dennoch »gelb« werden, lesen Sie auf S. 157, wie Sie es zum vermehrten Trinken animieren können.

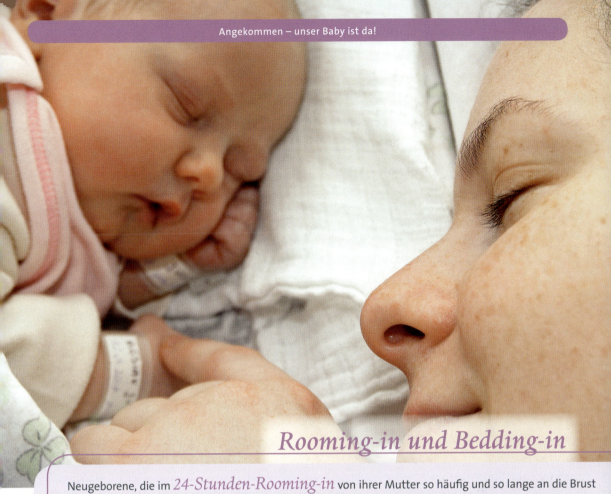

Angekommen – unser Baby ist da!

Rooming-in und Bedding-in

Neugeborene, die im *24-Stunden-Rooming-in* von ihrer Mutter so häufig und so lange an die Brust genommen werden, wie es ihnen lieb ist, nehmen weniger Gewicht ab und erreichen ihr Geburtsgewicht schneller wieder. (Lesen Sie mehr zur Gewichtsentwicklung ab S. 124 ff.) Jahrzehntelang hat man Müttern verboten, ihre Neugeborenen zu sich ins Bett zu nehmen. Das sollte die Kinder vor schädlichen Keimen schützen. Heute weiß man, dass das Gegenteil der Fall ist: Die Trennung der Mutter von ihrem Neugeborenen begünstigt die Besiedelung des Kindes mit potenziell gefährlichen Keimen, ganz besonders natürlich im Krankenhaus. Studien haben gezeigt: Rooming-in ist die beste Vorbeugungsmaßnahme gegen Probleme beim Stillen, es fördert die Stillhäufigkeit, verringert die Notwendigkeit einer künstlichen Zufütterung, wirkt günstig auf die Gesamtstilldauer und es stärkt die frühe Entstehung einer guten, sicheren Bindung.

Es hat sich erwiesen, dass Mütter beim *Bedding-in* bereits auf frühere Hunger-Anzeichen der Babys jeweils prompt reagieren. Dies bringt mit sich, dass die Babys weniger Gewicht verlieren und nachhaltig weniger weinen. Die Mütter schlafen ruhiger, haben dadurch mehr Energie und erholen sich schneller von der Geburt als Mütter, die nachts von ihren Neugeborenen getrennt sind. Insgesamt lernen sich Mutter und Baby in kürzerer Zeit besser kennen und das erleichtert den Müttern bei der Rückkehr nach Hause die Umstellung auf das Leben mit dem Neugeborenen – sie fühlen sich früher schon sicher im Umgang mit ihm.

Die Milch »schießt« ein

Irgendwann zwischen dem zweiten und sechsten Tag nach der Geburt – oft über Nacht – stellen die Brustdrüsen innerhalb einiger Stunden von Kolostrum auf die Bildung »reifer« Muttermilch um. Bei Müttern, die ihr Baby von Anfang an häufig angelegt haben, verläuft diese Umstellung viel sanfter und problemloser als bei anderen Müttern, die Brust wird jedoch immer noch ziemlich prall und groß. Muttermilch fließt in weit größerer Menge als Kolostrum, deshalb werden Sie an diesem Tag mindestens doppelt so häufig stillen wie noch am Tag davor. Sollte Ihre Brust so prall werden, dass Ihr Baby sie kaum richtig erfassen kann, helfen warme Kompressen dabei, dass die Milch leichter herausfließt (siehe S. 155). Wenn sich Ihre Brust gestaut anfühlt, massieren Sie sie beim Stillen oder unter der Dusche in sanften Streichbewegungen zur Mamille hin und legen nach dem Stillen eine kühle Kompresse auf (sofern Sie dies als angenehm empfinden). Am besten bleiben Sie an diesem Tag mit Ihrem Baby im Bett und stillen es so oft und so ausgiebig wie möglich. Gönnen Sie sich viel Ruhe, schon allein die Milchbildung kostet Sie jetzt Kraft – für nur zehn Milliliter Milch fließt jeweils ein halber Liter Blut durch die Brust.

> Lassen Sie Besucher auf ein paar Tage später vertrösten – außer z.B. die gute alte Freundin, die viel Erfahrung mit dem Stillen hat.

Normale Symptome der Anfangszeit

Wichtig zu wissen: Es ist normal, wenn sich die Mamillen am dritten oder vierten Tag nach Beginn der Stillzeit wund anfühlen und die Haut gerötet ist. Laut Statistik beginnen diese Symptome genau nach 20 x Stillen, halten zwei Tage lang an und klingen dann von selbst wieder ab. Diese normale Empfindlichkeit ist, wie man heute weiß, nicht durch vorbeugende Maßnahmen zu vermeiden (richtiges Wundwerden hingegen schon – lesen Sie dazu S. 142 ff.). Die Statistik zeigt auch, dass diese normalen Symptome in der ersten Woche unabhängig davon auftreten, wie lange das Baby jedes Mal an der Brust trinkt. Vorsicht: Die veraltete Empfehlung, das Kind anfangs immer nur wenige Minuten zu stillen, um die Mamillen zu schonen, kann die Milchbildung beeinträchtigen und damit Ihrem Kind schaden. Ihr Baby sollte vom ersten Tag an jedes Mal so lange trinken, bis es satt ist, und so oft trinken, wie es möchte – zehn bis zwölf Mahlzeiten innerhalb von 24 Stunden sind durchaus normal. Einschränken dürfen Sie das passive Nuckeln, solange Ihre Brust schmerzt.

Auch Ihr Bauch reagiert in der ersten Zeit spürbar auf das Saugen des Babys, das Stillen regt gesunde Nachwehen an. Indem Sie stillen, tun Sie das Beste zur Unterstützung einer raschen und komplikationslosen Rückbildung Ihrer Gebärmutter. Bei besonders kräftigen Nachwehen: Erinnern Sie sich an Ihre Wehenatmung aus der Geburtsvorbereitung. Halten Sie nicht die Luft an, sondern atmen Sie mit jedem Atemzug bewusst tief aus. Spüren Sie, wie sich Nacken und Schultern entspannen.

Die großen Hormonumstellungen nach der Geburt werden dafür verantwortlich gemacht, dass viele Mütter sich in der ersten Woche über starke Gefühlsschwankungen wundern – neben ihrer himmelhochjauchzenden Freude ist ihnen gleichzeitig zum Heulen. Dieser »Baby-Blues« dauert meist ein oder zwei Tage und betrifft übrigens Mütter überall auf der Welt, kulturunabhängig und quer durch alle Schichten. Allerdings wird er durch unfreiwillige Trennung vom Baby intensiviert, aber durch das Stillen gemildert.

Für einen problemlosen Start in die Stillzeit: Scheuen Sie sich nicht, Ihre Hebamme oder Laktationsberaterin IBCLC gleich in den ersten Tagen einmal beim Stillen zusehen zu lassen, dann kann eigentlich nichts schiefgehen!

Gewichtszunahme

Innerhalb ihrer ersten Lebenstage verlieren Babys meistens ein wenig Gewicht, man betrachtet das als normal und physiologisch. Gelegentlich wird zwar beobachtet, dass kein Gramm Gewicht verloren geht, wenn ein Baby in den ersten Tagen extensiv Hautkontakt mit seiner Mutter hat (Bedding-in) und von Anfang an uneingeschränkt gestillt wird. Da aber auch von den Neugeborenen in dieser glücklichen Lage die meisten doch ein wenig Gewicht verlieren, kommen wohl mehrere Faktoren zusammen und das Geburtsgewicht selbst spielt sicher keine geringe Rolle dabei.

Der Gewichtsverlust wird von der Hebamme oder Klinikschwester aufmerksam beobachtet. Mehr als 7% des Geburtsgewichts sollten es nicht werden, sonst geht man davon aus, dass das Baby nicht genügend Nahrung bekommt. In der Klinik ist das eine medizinische Indikation zum Zufüttern von künstlicher Nahrung, auch wenn die Mutter ihr Baby eigentlich ausschließlich stillen möchte. Hier wäre als erster Schritt sofort eine medizinische Stillberatung angebracht, also durch eine Stillberaterin oder Hebamme mit IBCLC Examen, um Stillpraxis, Saugverhalten und Milchbildung gegebenenfalls entsprechend zu verbessern. Lässt sich das Zufüttern

Es ist ganz normal, ...

> dass Sie täglich neue Fragen haben.

> dass in den ersten zwei Tagen noch wenig Milch kommt.

> dass Ihr Baby trotzdem satt wird. Es braucht nichts anderes als die Brust dazu.

> dass Ihr Baby nachts noch genauso oft trinken will wie tagsüber.

> dass Sie ständig müde sind, weil Sie sich noch nicht an die neuen Nächte gewöhnt haben.

> dass Ihre Milch nicht wie Kuhmilch aussieht – sie ist vor dem Milcheinschuss gelblich, danach eher bläulich.

> dass Babys Stuhl zuerst schwarz, dann gelb aussieht und die Konsistenz von dünnem Brei hat.

> dass Sie Ihr Baby nicht länger als ein paar Minuten aus den Augen lassen möchten.

nicht umgehen, sollte das Baby jedoch nicht mit einem normalen Flaschensauger gefüttert werden, weil es damit leicht sein natürliches, an der Brust erlerntes Trinkverhalten verliert. Das kann zu Brust- und Trinkproblemen führen, sodass es Mühe erfordert, das Stillen fortzusetzen. Seit Herbst 2010 gibt es den neu entwickelten »Calma«-Spezialsauger, der es dem Baby ermöglichen soll, ohne Saugverwirrung zwischen Brust und Flasche zu wechseln. Erfahrungen damit lagen bei Drucklegung dieses Buches noch nicht vor. Alternativ zur Flasche kann in dieser Situation mit einem Spezialtrinkbecher (»Softcup«), einer Pipette oder einem Brusternährungs-Set gefüttert werden. Darin brauchen die Eltern Anleitung und Begleitung, die sie von einer Fachfrau mit IBCLC-Examen erhalten – Hebamme, Kinderkrankenschwester oder Stillberaterin –, von der sie gleichzeitig in allen Schritten unterstützt werden, die dem Baby rasch beim Zunehmen helfen. Bis zum zehnten Lebenstag ist normalerweise das Geburtsgewicht wieder erreicht.

Zeit für fachkompetente Stillbegleitung.

Das Stillen beginnen nach einem Kaiserschnitt

Sicher wollen Sie nach einer Kaiserschnittgeburt Ihr Baby so bald wie möglich an die Brust nehmen – und das können Sie auch. Es ist sogar vorteilhaft – sowohl für Ihr Baby als auch für die Heilungsvorgänge in Ihrem Körper. Die modernen Narkotika werden im Organismus so rasch abgebaut, dass nichts gegen ein frühes Anlegen spricht. Es ist gut, wenn Sie Ihrem Neugeborenen die Brust geben, sobald die Operation abgeschlossen ist und Sie sich körperlich dazu in der Lage fühlen. Nach einer Vollnarkose kann das Baby an die Brust kommen, sobald Sie richtig wach sind. Wenn der Kaiserschnitt für Sie nicht vorhergesehen, sondern eine Notmaßnahme war, ist es umso besser und wichtiger für Sie beide, dass Sie Ihr neugeborenes Baby in die Arme schließen und bewusst be-»greifen«, dass die Welt wieder in Ordnung ist.

Hoffentlich können Sie dies mit Ihrem Partner gemeinsam erleben. Sie werden unbedingt helfende Hände brauchen, denn Sie haben eine größere Bauchoperation hinter sich und entsprechende Schmerzen, wenn Sie sich bewegen. Ein Familien- oder Einzelzimmer wäre jetzt von Vorteil, damit immer jemand bei Ihnen sein kann. Falls Sie alleine sind, scheuen Sie sich nicht, eine der Schwestern zur Unterstützung zu rufen, Sie und Ihr Baby brauchen diese Hilfe und haben ein Recht darauf. Sorgen Sie dafür, genügend Kissen zur Verfügung zu haben und ein Bett mit einer sicheren seitlichen Begrenzung – für Klinikbetten gibt es normalerweise Seitengitter, falls Ihr Bett keines hat, bitten Sie darum, dass eines angebracht wird. Wenn Sie das Baby bei sich im Bett haben, sind Sie bald nicht mehr für jedes Anlegen auf Hilfe angewiesen und können ausgiebig mit Ihrem Baby zusammen sein und es auch leichter an die Brust nehmen. So bekommt es viel wertvolles Kolostrum und Ihr Prolaktinspiegel steigt an. Es ist gerade nach einem Kaiserschnitt besonders vorteilhaft, das Baby nach Bedarf – und das heißt häufig! – zu stillen. Man hört oft, dass der Milcheinschuss nach einer operativen Geburt etwas später eintritt, aber das muss nicht sein. Es trifft eher dann zu, wenn Mutter und Kind getrennt sind. Gibt es aber keine Notsituation und keine Trennung und praktiziert die Mutter »Bedding-in« mit ihrem Baby, dann kann sie es frühzeitig und häufig anlegen. Infolgedessen verläuft der Milcheinschuss nach einem Kaiserschnitt ganz normal, wie nach einer vaginalen Geburt auch. Denn das Startsignal zur Milchbildung entsteht durch die Ablösung der Plazenta, nicht durch das Ausmaß der Geburtswehen.

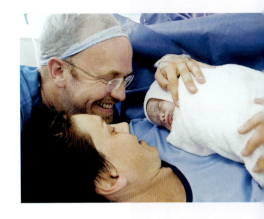

Beim Stillen legen Sie Ihr Neugeborenes vorläufig wohl am besten im Liegen an (siehe S. 47 ff.), am wenigsten schmerzhaft ist üblicherweise die relativ flache Rückenlage. Lassen Sie sich dabei helfen, mit genügend Kissen unter dem Kopf, den Armen und den Ellbogen und mit einer Rolle unter Ihren Kniekehlen oder Oberschenkeln, das Baby anzulegen. Das Baby liegt dabei seitlich oder fast bäuchlings auf einem Kissen oder einer gefalteten Decke genügend erhöht, mit dem Gesicht direkt an der Brust. Sobald Sie beim Stillen sitzen können, legen Sie sich bei der Wiegehaltung in der ersten Zeit ein dickes Kissen auf den Bauch, damit die Operationswunde geschützt ist. In dieser Situation bewährt sich das »amerikanische Stillkissen« (S. 185) durch seine besondere Stabilität. Meistens fällt es anfangs nicht leicht, das Baby von einer Seite zur anderen zu wechseln, dann geben Sie ihm vorläufig bei jeder Mahlzeit nur eine Brust.

Es kann sein, dass Ihr Baby noch von den Nachwirkungen des Narkosemittels beeinflusst und schläfrig ist, statt Ihnen mit wacher Neugierde in die Augen zu sehen – genießen Sie es einfach, die zarte Haut Ihres Babys zu spüren, seinen Duft zu schnuppern, es zu berühren, es ausgiebig zu betrachten. Bestehen Sie dann umso mehr darauf, dass Ihr gesundes Neugeborenes bei Ihnen im Bett liegt – so können Sie ihm die Brust bei jeder sich nur bietenden Gelegenheit anbieten, also viel häufiger, und darauf kommt es an. Auch im Halbschlaf oder im Traumschlaf können Babys trinken. Solange Sie starke Schmerzmittel und andere Medikamente bekommen, machen Sie sich keine Sorgen, Ihr Baby kommt damit klar. Viele positive Faktoren in Ihrer Muttermilch stärken seine Darmflora und machen dort sogar den Einfluss einer Antibiose in der Regel wett, ansonsten lassen sich eventuelle Folgen später gut naturheilkundlich therapieren. Übrigens: Das homöopathische Mittel Staphisagria, das die Heilung großer Schnittwunden unterstützt, wirkt hier auch sehr schmerzlindernd. Häufig kann die normale Schmerzmedikation damit schon früher verringert und abgesetzt werden. Dies zählt zu den wenigen Standard-Verordnungen in der Homöopathie: am ersten Tag nach der Operation Arnica C200 zwei bis drei Mal fünf Globuli und ab dem zweiten Tag Staphisagria C200 drei bis fünf Mal täglich fünf Globuli, bei Besserung reduzieren und absetzen. Falls Ihr Baby auf eine andere Station verlegt werden musste, bitten Sie um ein Foto von ihm. Lassen Sie sich dabei helfen, Ihre Milch von Anfang an abzupumpen (siehe S. 81, *Die Milch abpumpen*) und Ihr Kind so oft wie möglich zu besuchen.

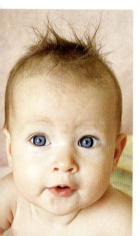

Stillen ist ganz leicht – es sei denn ...

Nach heutigem wissenschaftlichem Kenntnisstand wird das Stillen allzu oft durch falsche Praktiken erschwert, die auf den Entbindungsstationen vielerorts leider noch üblich sind. Worauf es dabei besonders ankommt, habe ich hier in Form von dringenden Empfehlungen für Sie zusammengefasst, in der Reihenfolge ihrer Bedeutung:

Bitte kein Zufüttern mit herkömmlicher Flasche! Zufüttern ist nur berechtigt bei medizinischer Indikation und sollte nach Möglichkeit entweder mit einem Spezial-Flaschensauger (Calma), mit Softcup, Pipette oder Brusternährungs-Set erfolgen (mit professioneller Anleitung), weil herkömmliche Flaschensauger in der ersten Zeit das Saugverhalten an der Brust verwirren und damit das Stillen auf Wochen hinaus belasten könnte.

Bitte nicht vor und nach dem Stillen wiegen! Diese Praxis hat sich als hinderlich für erfolgreiches Stillen erwiesen, vermutlich weil sie zu erhöhtem Stress bei der Mutter führt, was die Milchbildung beeinträchtigt. Nur bei Neugeborenen mit Untergewicht oder anderen Gesundheitsrisiken sind »Stillproben« nötig. Ansonsten zeigt alternativ zur Waage die Zahl der nassen und vollen Windeln zuverlässig, ob ein Baby im Laufe des Tages genug getrunken hat: Solange Kolostrum aus der Brust kommt, hat ein Neugeborenes normalerweise nur ein bis zwei nasse Windeln pro Tag, danach mindestens fünf, davon zwei mit Stuhlgang.

Bitte unbeschränktes Rooming-in! Mutter und Kind gehören in den ersten Tagen rund um die Uhr und nicht nur tagsüber zusammen. Das Neugeborene muss anfangs nachts noch genauso oft wie tagsüber gestillt werden. Am besten liegt es dafür bei seiner Mutter, damit sie nicht aufzustehen braucht (Bedding-in). Im Säuglingszimmer hingegen ist die Wahrscheinlichkeit hoch, dass das Baby rasch ein

Fläschchen bekommt, wenn es weint (sofern die Entbindungsklinik nicht den Standard »Babyfreundliches Krankenhaus« erfüllt).

Bitte schon in der ersten Stunde nach der Geburt das Baby anlegen! Die erste Stunde nach der Geburt ist ein »magischer Zeitraum« für die Eltern-Kind-Beziehung. Ein gesundes Baby sucht nach einer natürlichen Geburt meist innerhalb der ersten 20 Minuten schon die Brust. Selbst wenn es nur daran schleckt, statt zu saugen, nehmen seine Sinne doch Eindrücke auf, die die Stillbeziehung fördern und auch bei der Mutter zu hormonellen Veränderungen führen, die ihr das Stillen von Anfang an zur Freude machen.

Bitte bei der Geburt nur im Notfall mit PDA oder Kaiserschnitt eingreifen! Keine Frage: Im Notfall sind starke schmerzstillende Medikamente und Narkosemittel ein Segen, obwohl sie das Bewusstsein des Babys in den ersten Stunden seines Lebens beeinträchtigen und häufig zu anhaltender Schläfrigkeit, vermindertem Saugreflex und mangelnder Reaktion auf die Eltern führen. Dies wiederum beeinflusst erwiesenermaßen das mütterliche Verhalten nachhaltig und prägt die Erfahrung des Mutterseins für viele Monate: In wissenschaftlichen Studien wurde festgestellt, dass Mütter nach einer PDA ihre Babys als schwieriger und anstrengender empfinden.

Bitte keine falsche Hilfe beim ersten Anlegen! Der Suchreflex hilft dem Baby, die Brust genau richtig in den Mund zu nehmen, wenn es sie an den Lippen spürt – aber manche Babys lassen sich Zeit dabei, sie schlecken erst eine Weile genüsslich. Wer ungeduldig helfen und den Mund des Babys zur Mamille schieben will, stört den Suchreflex: Das Baby dreht den Kopf zur schiebenden Hand hin und von der Brust weg. Wird die Mamille in den »unwilligen« Mund des Babys geschoben, rollt sich die Zunge oft reflektorisch an den Gaumen und liegt dann nicht unter der Mamille – und dort muss sie sein, damit das Baby saugen kann.

Bitte viel Hautkontakt! Studien zeigen: Je mehr direkten Hautkontakt Mutter und Baby nach der Geburt haben, desto weniger weint das Baby später und desto glücklicher ist die Mutter.

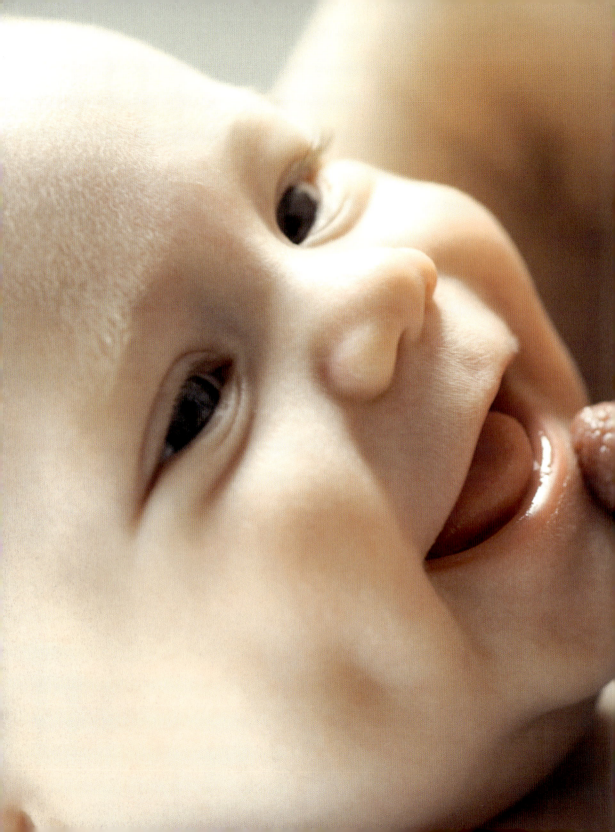

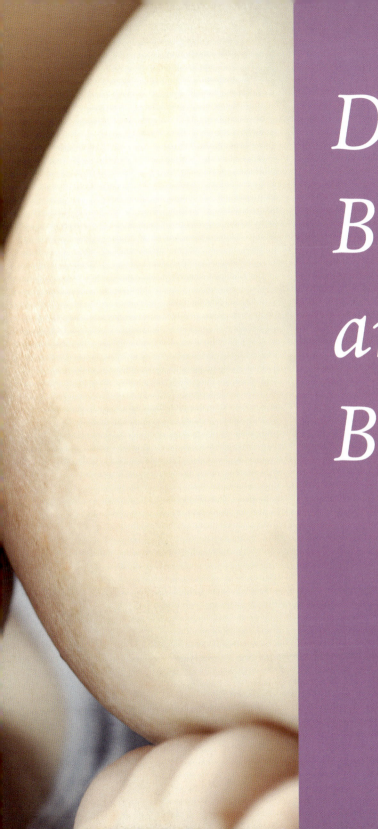

Das Baby an der Brust

Anlegen und stillen

Stillen ist das Natürlichste und im Grunde auch das Einfachste der Welt – z.B. können Sie Ihr Baby nach der Geburt einfach an die Brust nehmen und stillen, ohne jede Vorbereitung. Dennoch lässt sich in der darauf folgenden Zeit von den Erfahrungen und dem Wissen rund ums Stillen viel profitieren. Früher gewannen Frauen schon in ihrer Jugend Sicherheit im Umgang mit kleinen Babys, heute dagegen hält eine Frau, die ihr erstes Kind bekommt, damit oft überhaupt zum ersten Mal einen Säugling im Arm. Klar, dass da am Anfang alles neu ist und dass es jeden Tag neue Fragen gibt.

In der Anfangszeit hilft es, die wichtigen Punkte Schritt für Schritt durchzugehen, so wie sie im Folgenden beschrieben sind. Damit beherzigen Sie alles, worauf es beim problemlosen Stillen ankommt, und tun mühelos das Beste für Ihr Kind.

1. Sie halten Ihr Baby ganz eng an die Brust gekuschelt

Egal ob Sie im Sitzen oder im Liegen stillen – stützen Sie sich mit verschiedenen Kissen überall, wo es nötig ist, so gut ab, dass Sie ohne jede Anspannung Ihr Baby hautnah am Körper haben. Anspannung kostet Kraft – und sobald die nachlässt, sinkt der Arm, in dem Sie das Baby halten, oder es streckt sich der gebeugte Rücken ein wenig – und schon liegt das Baby nicht mehr nah genug an Ihrer Brust. Deshalb zerrt es dann ein wenig an der Mamille und sie wird vielleicht wund.

Wichtig: Das Baby kann am leichtesten trinken, wenn es Ihnen »Bauch an Bauch« mit seinem ganzen Körper zugewandt ist und den Kopf nicht drehen muss. Es liegt also gerade – Ohren, Schultern und Hüften in einer Linie – und hat die Brust direkt vor dem Mund. Und so sehen Sie während des Stillens, dass Ihr Baby eng genug an Sie gekuschelt liegt: Seine Nasenspitze berührt Ihre Brust (keine Sorge, es bekommt genug Luft!) und auch sein oberes Knie drückt sich sanft an Ihren Körper.

Am besten lassen Sie sich gerade in den ersten Wochen beim Anlegen und Stillen Ihres Babys jedes Mal richtig gut Zeit. Gönnen Sie sich jetzt noch viel Ruhe und vor allem: Üben Sie zunächst auch Geduld. Es ist normal, während einer Stillmahlzeit mehrmals von Neuem zu beginnen, das Baby von der Brust zu lösen und noch einmal neu anzulegen, bis alles stimmt und das Baby gut trinkt. Schon sehr bald werden Sie und Ihr Baby darin so routiniert sein, dass Sie alles, worauf es ankommt, automatisch richtig machen.

2. Das Baby nimmt die Brust richtig in den Mund

Um dem Baby die Brust zu reichen, heben Sie diese mit der freien Hand leicht von unten her an. Dabei liegen Ihre Finger unterhalb und Ihr Daumen oberhalb der Mamille (C-Griff), ohne jeden Druck und weit genug von der Areola entfernt, damit das Baby möglichst viel davon in den Mund nehmen kann. Nun streicheln Sie das Baby mit der Mamille ganz zart an der Unterlippe und lösen damit seinen natürlichen Suchreflex aus. Warten Sie, bis es seinen Mund richtig weit öffnet, wie ein hungriges Vögelchen. In diesem Moment drücken Sie Ihr Baby schnell ganz eng an sich. So kann es nicht nur die Mamille, sondern auch einen guten Teil der Areola mit den Lippen umschließen. Damit liegt die Mamille tief innen, mitten im Mund des Babys – hier berührt sie einen Reflexpunkt im hinteren Teil des Gaumens, der das kräftige Saugen unterstützt, die Zunge streicht die Milch gut aus, und die Kiefer massieren die richtige Stelle für die Anregung der Milchbildung. Falsch wäre es, den Kopf des Babys zur Brust zu schieben oder ihm die Brust in den Mund zu »stopfen«. Dies kann zu ineffektivem Saugen führen, das die Milchbildung nicht gut stimuliert und die Mamille wund reibt.

Der Such- und Saugreflex hilft dem Baby beim Andocken.

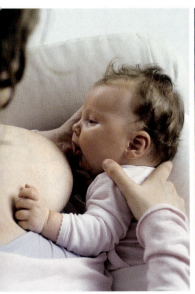
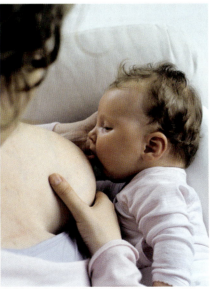
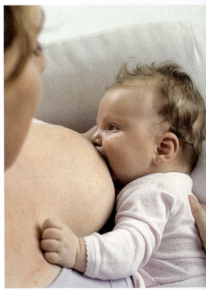

Das Baby an der Brust

3. Sie entspannen sich, während das Baby trinkt

Atmen Sie tief aus und lassen Sie sich in die Kissen sinken! Nehmen Sie sich diese eine Minute Zeit, sobald Ihr Baby eng an Ihre Brust geschmiegt liegt und trinkt, um Ihr Augenmerk darauf zu lenken, dass Sie nirgendwo angespannt sind. Wann immer Sie während des Stillens eine Anstrengung spüren, stopfen Sie sich mit der freien Hand ein Kissen an diese Stelle. Stellen Sie sich bildhaft vor, dass jede Anspannung, die vielleicht noch in Ihrem Nacken- und Schulterbereich sitzt, jetzt schmilzt wie Eis an der Sonne. Atmen Sie tief aus und lassen Sie dabei alles »Sollen« und »Wollen« von sich abgleiten. Lassen Sie sich tragen – je mehr Sie loslassen, desto besser fließt die Milch.

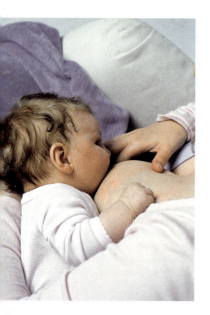

Das Saugvakuum sanft auflösen.

4. Sie lösen Ihr Baby sanft von der Brust

Möchten Sie Ihr Baby von der Brust nehmen, vielleicht um es anders anzulegen, weil es falsch saugt, dann ziehen Sie Ihre Brust nicht einfach vom Baby weg, denn damit könnten Sie sich wehtun. Stattdessen lösen Sie zuerst das Saugvakuum: Legen Sie Ihren kleinen Finger in den Mundwinkel des Babys und ziehen Sie ihn sanft zur Wange hin. Dann können Sie die Mamille von innen her mit Ihrem kleinen Finger herausschieben, falls das Baby sie nicht von selbst loslässt. So vermeiden Sie Hautreizungen.

5. Sie lassen die Mamille an der Luft trocknen

Die besten Pflegesubstanzen für Ihre Haut befinden sich in dem kleinen Rest von Milch und Speichel, der nach dem Stillen auf Ihrer Brust verbleibt. Er enthält Enzyme und Immunglobuline mit antibakterieller Wirkung und die Muttermilch besitzt darüber hinaus noch entzündungshemmende Eigenschaften. Entfernen Sie diese wertvollen Substanzen nicht, sondern lassen Sie sie antrocknen, bevor Sie den BH wieder schließen. Auch aus den kleinen Hubbelchen auf der Areola kommt während des Trinkens eine körpereigene »Hautcreme« und wird von den Lippen des Babys einmassiert. So wird Ihre Haut beim Stillen automatisch bestens gepflegt. Bei empfindlichen Mamillen dürfen Sie ein paar Tropfen Muttermilch zusätzlich ausdrücken, rundherum eintupfen und trocknen lassen.

Bequeme Stillhaltungen

Sie verbringen jeden Tag viele Stunden mit Ihrem Baby an der Brust, deshalb macht es für Sie einen großen Unterschied, ob Sie es dabei bequem haben und sich beim Stillen entspannen und ausruhen oder nicht. Verschieden große, feste Kissen, aufgerollte Handtücher oder Deckenrollen geben Ihnen überall dort Stütze und Halt, wo es nötig ist: im Rücken, im Nacken, unter den Knien, unter den Füßen und – ganz besonders wichtig! – unter dem Arm, in dem Sie Ihr Baby halten.

In den ersten Tagen ist es Ihnen vielleicht lieber, immer in derselben Körperhaltung zu stillen. Sobald Sie jedoch etwas mehr Übung beim Anlegen des Babys haben, geben Sie ihm sicher gerne auch einmal in einer anderen Haltung die Brust. Das hat sogar einige Vorteile: Wenn Sie Ihr Baby nicht immer in derselben Haltung stillen, beanspruchen seine Zunge und sein Kiefer die Haut der Mamille beim Saugen nicht immer am selben Fleck. Auch massiert das Kinn des Babys die Brust mal hier und mal dort, so wird die Haut weniger einseitig beansprucht, alle Milchgänge werden gleichmäßig geleert, und so kann sich kein Milchstau bilden.

Es ist ganz normal, wenn Sie sich in jeder neuen Stillhaltung am Anfang unsicher fühlen – lassen Sie sich davon bitte nicht entmutigen. Ihre Sicherheit wird rasch zunehmen, das geht ganz von selbst. Sie und Ihr Baby werden bald die größten Experten darin sein, wie das Stillen für Sie beide in verschiedenen Positionen am schönsten ist.

Bald fühlen Sie sich in jeder Haltung wohl.

Stillen im Liegen

Meistens finden Mütter das Stillen im Liegen am erholsamsten. Vor allem nachts. Da können sie beim Stillen gleich weiterschlafen.

Seitenlage

Sie liegen mit leicht gebeugten Beinen auf der Seite, eine Deckenrolle gibt Ihnen gut Halt von hinten und vielleicht ruht Ihr oberes, etwas mehr gebeugtes Knie auf einem Kissen, das stabilisiert Ihr Becken. Ihr Kopf liegt gut abgestützt auf ein oder zwei festen Kissen oder einer Nackenrolle, damit Ihre Nackenmuskulatur entspannt ist, während Sie Ihrem Baby beim Trinken zusehen. Wichtig: Ihre Schulter liegt auf der Matratze. Liegen Sie auf der rechten Seite, ist Ihr rechter Arm dadurch vollkommen entlastet. Mit der linken Hand heben Sie nötigenfalls Ihre rechte Brust von unten

Das Baby an der Brust

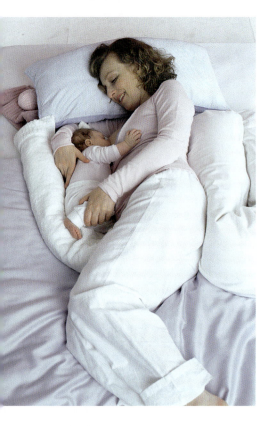

her etwas an, um sie dem Baby zu reichen. Das Baby liegt eng an Sie geschmiegt auf seiner linken Seite. Sein ganzer Körper ist Ihnen zugewandt, die Knie an Ihrem Bauch, das Gesichtchen auf Höhe Ihrer Brust. Eine Handtuchrolle im Rücken bewahrt das Baby davor, nach hinten zu kippen. Manche Mütter legen gern ihren Oberarm unter den Kopf des Babys, andere nicht – was bequemer ist, hängt von der Größe der Brust ab.

Vielleicht können Sie Ihrem Baby beide Brüste anbieten, während Sie auf derselben Seite liegen bleiben. In diesem Fall drehen Sie sich etwas mehr auf den Bauch, um Ihrem Baby die obere Brust zu reichen. Ihr Baby drehen Sie dementsprechend ein wenig mehr auf seinen Rücken. Ist diese Haltung aber nicht so angenehm für Sie, dann rollen Sie sich auf die andere Seite und drücken Ihr Baby dabei fest an sich, um es gleich mitzunehmen. Machen Sie es sich zuerst wieder ganz bequem, mit einem Polster unter Ihrem oberen Knie und im Rücken, bevor Sie weiterstillen.

In der ersten Zeit nach der Geburt ist die Seitenlage die bequemste, wenn es während der Geburt zu einer Dammverletzung gekommen ist, die beim Sitzen noch schmerzt, solange sie abheilt.

Große Brust – kleine Brust

Welche Stillhaltungen für Sie und Ihr Baby bequemer als andere sind, hat auch mit der *Größe Ihrer Brust* zu tun. Bei einer besonders kleinen Brust legen Sie das Baby vielleicht auf ein entsprechend hohes Kissen, wenn Sie es in der Seitenlage stillen. Bei einer besonders großen und schweren Brust ist es oft hilfreich, sie von unten her mit einer zusammengerollten Mullwindel anzuheben. Experimentieren Sie, bis Sie die für Sie und Ihr Baby besten Haltungen gefunden haben.

Rückenlage

Wenn Sie sich lieber nicht auf die Seite drehen, richten Sie Ihren Oberkörper mit ein paar großen Kissen im Rücken so weit wie möglich auf. Stecken Sie sich auch eine dicke Rolle unter Ihre Kniekehlen bzw. unter die Oberschenkel, dann bleibt Ihre Bauchmuskulatur schön entspannt. Das Baby legen Sie genauso an wie im Sitzen, entweder auf Ihrem Schoß in der »Wiegehaltung« (siehe S. 50) oder von Ihrer Seite her in der »Seitenhaltung« (siehe S. 51).

In den ersten Tagen nach einem Kaiserschnitt wird diese Haltung von den meisten Müttern bevorzugt, weil sie am wenigsten Beschwerden verursacht.

Ganz flach auf dem Rücken liegend zu stillen ist zwar mit einem größeren Baby ein Kinderspiel, in der ersten Zeit dagegen eher schwierig. Hilfreich ist die ganz flache Rückenlage allerdings bei einer Übermenge an Milch: Das Baby liegt dabei auf einem entsprechend hohen Kissen fast bäuchlings an Ihrer Seite und erfasst die Mamille von oben her. Die Milch fließt ihm also gegen die Schwerkraft in den Mund, das bremst ihren Strahl etwas und das Baby kann leichter schlucken. Probieren Sie es aus. Sie brauchen auf jeden Fall auch ein Kissen unter dem Kopf, damit Sie Ihre Brust und das Baby gut im Blick haben, ohne sich im Nacken anzuspannen. Stützen Sie seine Stirn mit Ihrer Hand.

Stillen im Sitzen

Ideal ist dafür ein Stuhl mit Armlehnen und einer geraden, hohen Rückenlehne – darin bleibt Ihr Rücken aufrecht und gerade, während Sie sich entspannt zurücklehnen. Dabei hilft sicher auch ein kleiner Fußschemel, sofern Sie nicht einen wirklich niedrigen Stuhl haben. Im Bett aufrecht sitzend zu stillen finden die meisten Frauen eher schwierig. Mit einer Rolle unter den Kniekehlen geht es etwas leichter, dazu große, feste Kissen im Rücken. Die brauchen Sie auch, wenn Sie in einem weichen Sessel oder auf dem Sofa aufrecht sitzen wollen, ohne zu weit zurückzusinken. Vielleicht finden Sie ein Stillkissen praktisch, das Sie von vorne um sich herum legen, um das Baby darauf zu betten. Stützen Sie den Arm gut, in dem Sie Ihr Baby halten, damit er nicht während des Stillens ermüdet und Ihr Baby dann nicht mehr eng genug an Sie gekuschelt liegt.

Schmerzen beim Sitzen

Eine heilende Dammnaht kann in der ersten Zeit nach der Geburt beim Sitzen noch schmerzen. Nehmen Sie einen aufgeblasenen *Schwimmreifen* als Sitzpolster. Darauf können Sie ganz entspannt sitzen, weil kein Druck auf die Wunde entsteht.

Das Baby an der Brust

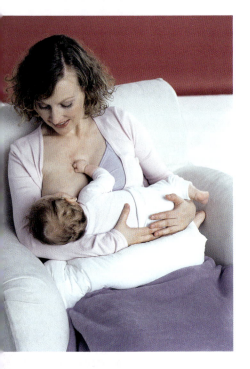

Die Wiegehaltung

In dieser klassischen und am häufigsten gewählten Stillposition liegt Ihr Baby einfach in Ihrem Arm. Trinkt es an der rechten Brust, liegt es auf seiner linken Seite, sein Köpfchen in Ihrer rechten Ellenbeuge, mit der rechten Hand stützen Sie seinen Rücken. Ihr rechter Arm wird von einem Kissen in der richtigen Höhe gehalten, Ihr Ellbogen gut abgestützt, damit Ihre Schulter locker bleibt. Mit der linken Hand heben Sie Ihre rechte Brust etwas an, während das Baby zu trinken beginnt. Sobald es trinkt, haben Sie die linke Hand frei, um vielleicht selbst etwas zu trinken oder zu essen. Der untere Arm Ihres Babys liegt unter Ihrer Brust.

Variante: Ihr Baby liegt genauso an Ihrer Brust, aber Sie halten es mit dem anderen Arm – so liegt sein Köpfchen in Ihrer Hand. Ihre Brust stützen Sie von außen her mit der Hand derselben Seite. Das Baby liegt seitlich auf einem Kissen, Bauch an Bauch vor Ihnen, mit dem Po in Ihrer Ellenbeuge. Sie drücken es beispielsweise mit Ihrem rechten Unterarm an sich, während Sie mit der rechten Hand sein Köpfchen an Ihre linke Brust halten. Dabei umfassen Sie seinen Hinterkopf und Nacken, sodass Ihr Daumen und Ihre Fingerkuppen hinter seinen Ohren liegen und sein Oberkörper auf Ihrem Handgelenk. Diese Haltung wird oft »Übergangshaltung« oder »Frühgeborenengriff« genannt, weil ein frühgeborenes Baby durch den sanften Druck auf den Hinterkopf besser an der Brust bleibt. In der normalen Wiegehaltung rollen sich Frühchen ebenso wie Babys mit schwachem Muskeltonus gerne in die Embryohaltung zusammen, dann strecken sie den Kopf nicht genug, um die Brust zu fassen. Es fällt auch bei anderen Neugeborenen oft leichter, ihren Kopf zu stützen und im richtigen Moment an die Brust zu drücken, wenn sie Schwierigkeiten beim Ansaugen haben. Sobald ein Baby dann gut trinken kann, hält man es besser in der normalen Wiegehaltung.

In jeder Haltung

Bringen Sie das Baby zur Brust und nicht die Brust zum Baby. Egal ob Sie im Sitzen oder im Liegen stillen: Immer, wenn Sie das Bedürfnis haben, sich zu Ihrem Baby hinzustrecken oder -zubeugen, nehmen Sie stattdessen ein weiteres Kissen oder ein zusammengefaltetes Handtuch und bringen damit Ihr Baby hautnah an Ihren Körper heran.

Bequeme Stillhaltungen

Die Seitenhaltung

Ihr Baby liegt dabei nicht vor Ihnen, sondern auf genügend hohen Kissen an Ihrer Seite, seine Beinchen zeigen zu Ihrem Rücken. Trinkt Ihr Baby an der linken Brust, liegt sein Köpfchen in Ihrer linken Hand, sein Rücken wird von Ihrem linken Unterarm gestützt, sein Po ruht auf einem Kissen zwischen Ihrem Ellbogen und Ihrer Seite, praktisch unter Ihrer Achsel. Mit genügend Kissen unterstützen Sie Ihren Arm und Ihre Hand, damit Sie nicht versucht sind, sich angespannt vorzubeugen. Wenn das Baby in dieser Haltung trinkt, leert es die Milchgänge in der unteren Außenseite Ihrer Brust besonders gut, wo die meisten Brustdrüsen liegen und sich am ehesten ein Milchstau entwickelt. Wenn Sie Ihr Baby häufiger in der Seitenhaltung stillen, beugen Sie dem vor.

Überhaupt ist das Stillen in der Seitenhaltung gut geeignet in einer Reihe von nicht ganz alltäglichen Situationen, z.B.: Zwillinge können gleichzeitig gestillt werden. Nach einem Kaiserschnitt wird Druck auf die Operationswunde vermieden. Ein zu früh geborenes, ein saugschwaches oder ein schläfriges Baby kann in der Seitenhaltung besser gestillt werden, weil die Mutter dabei das Köpfchen mit sanftem Druck an ihrer Brust halten kann, wenn es nötig ist. Auch bei sehr flachen oder invertierten Mamillen, die sich nach innen ziehen, ist dies anfangs günstig, häufig auch bei einer besonders großen Brust.

Stillen Sie auch Ihre eigenen Bedürfnisse

An Ihrem Stillplatz sollte immer eine große Flasche *Wasser* oder eine Kanne *Kräutertee* für Sie bereitstehen, zusammen mit gesunden Knabbereien: gemischte Nüsse, Kerne und Trockenfrüchte, wie z.B. Aprikosen, Datteln, Rosinen. Naschen Sie davon, so viel Sie wollen. Es könnte eine dankbare Aufgabe für Ihren Partner sein, Ihnen täglich die Getränke und das »*Studentenfutter*« bereitzustellen.

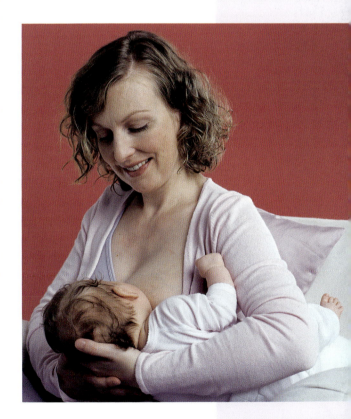

So wird das Baby richtig satt

Wie oft trinkt das Baby?

In der ersten Woche kommt es darauf an, das Baby so häufig wie möglich zu stillen. Wie lange es jedes Mal trinkt, ist in dieser Phase noch nicht so wichtig. Häufige kleine Stillmahlzeiten rund um die Uhr sorgen jetzt in der Brust für eine leichtere Umstellung von Kolostrum auf reife Muttermilch – das bedeutet: Mildere Symptome beim Milcheinschuss, weniger schmerzhafter Milchstau – und unterstützen den Organismus des Babys beim raschen Abbau von *Bilirubin*, damit tritt Neugeborenen-Gelbsucht seltener auf und verläuft leichter. Sie können Ihr Baby aber nur dann häufig genug stillen, wenn Sie es von der Geburt an Tag und Nacht bei sich im Zimmer haben.

Im Durchschnitt trinken neugeborene Babys, die ununterbrochen mit ihrer Mutter zusammen sind und auf Verlangen gestillt werden, während der ersten 24 Stunden drei bis vier Mal und am zweiten Tag etwa doppelt so häufig. Vom dritten oder vierten Tag an wollen Babys innerhalb von 24 Stunden bis zu fünfzehn Mal an die Brust. In der zweiten Lebenswoche geht dieser erste große Ansturm wieder zurück, dann wird etwa acht bis zwölf Mal pro Tag gestillt. Gegen Ende des zweiten Monats haben sich Nahrungsbedarf und Milchbildung eingespielt. Jetzt sind acht Mahlzeiten innerhalb von 24 Stunden die Regel, das Baby trinkt rund um die Uhr alle drei Stunden, oder es macht nachts eine längere Pause und trinkt dafür tagsüber in kürzeren Abständen. In den folgenden Monaten wächst das Baby rasant weiter und der Nährstoffgehalt der Muttermilch passt sich seinem zunehmenden Kalorienbedarf an.

Sie werden feststellen, dass der Abstand zwischen den Mahlzeiten keineswegs immer gleich ist. Es gibt Tageszeiten, zu denen Ihr Kind längere Pausen macht, und andere, zu denen es in kürzeren Abständen Hunger bekommt.

Gelegentlich hört man immer noch den verkehrten Rat, unter allen Umständen einen zweistündigen Mindestabstand zwischen den Mahlzeiten einzuhalten, damit im Magen nicht frische Milch auf bereits angedaute trifft, weil das zu Bauchschmerzen führen würde. Dem wird von der Stillberatungs-Fachwelt einhellig widersprochen: Ein genereller Mindestabstand zwischen den Stillmahlzeiten ist absolut nicht empfehlenswert.

So wird das Baby richtig satt

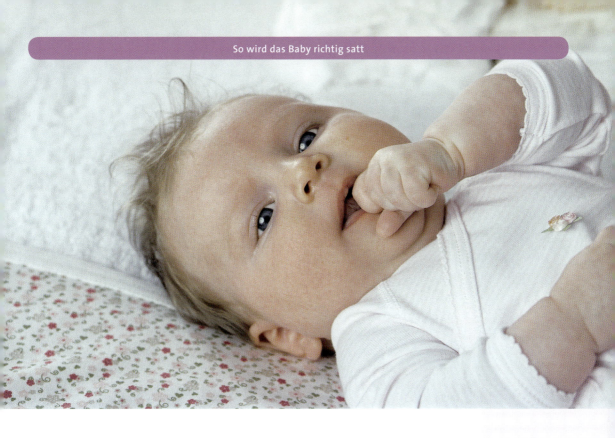

Hat das Baby Hunger?

Wenn ja, dann sucht es bei jeder zarten Berührung seiner *Unterlippe* oder Mundnähe reflektorisch nach der Mamille und will an allem saugen, was sich seinen Lippen bietet. Sobald Sie es in den Arm nehmen, spüren Sie seine Vorfreude, es öffnet schon erwartungsvoll den Mund und bewegt ihn suchend hin und her, um die Mamille zu finden. Der beste Zeitpunkt dafür, dem Baby die Brust anzubieten, ist bereits vorbei, wenn es vor Hunger weint. Legen Sie Ihr Baby immer schon früher an, das ist vorteilhafter für Sie beide. Es kann dann besser trinken und bekommt weniger Verdauungsprobleme. Durch liebevolle *Beobachtung* werden Sie rasch die ersten Zeichen dafür erkennen, dass sein Blutzuckerspiegel abgesunken ist. Es wird dann ein wenig unruhiger, bewegt den Kopf suchend hin und her, leckt sich die Lippen, sieht Sie erwartungsvoll an …

Stillen Sie Ihr Baby *vom ersten Tag an, so oft es Hunger hat* – also ganz nach Bedarf – und nehmen Sie die Uhr nur zur Ihrer eigenen ungefähren Orientierung. Damit sich während der ersten Wochen genügend Milch bildet, muss das Baby mindestens acht- bis zehnmal innerhalb von 24 Stunden an der Brust trinken. Das Milchbildungshormon *Prolaktin* erreicht in den ersten Wochen höhere Werte, wenn das Baby nicht nach rigidem Stundenplan, sondern nach Bedarf gestillt wird.

Saugt das Baby gut?

Sobald das Baby die Brust richtig in den Mund genommen hat, beginnt es zunächst mit leichten und raschen, vielleicht auch »flatternden« Bewegungen zu saugen. Damit löst es den Milchflussreflex aus. Diese Phase kann von wenigen Augenblicken bis hin zu mehreren Minuten dauern. Sobald dann die Milch gut in Fluss gekommen ist, zeigt sich dies daran, dass das Baby in einem ruhigeren Rhythmus in tiefen, gleichmäßigen Zügen saugt und nach jeder Saugbewegung oder jeder zweiten Saugbewegung schluckt. Diese fokussierte, konzentrierte Trinkphase der Mahlzeit kann dauern, damit trinkt das Baby den Hauptteil der Milch, die es gerade braucht. Jetzt werden die Saugbewegungen wieder unregelmäßiger, die dritte Trinkphase der Mahlzeit beginnt: Das Baby schluckt immer seltener und macht vielleicht kleine Päuschen, vielleicht nuckelt es eine ganze Weile genüsslich, ohne noch viel zu trinken, bevor es schließlich aufhört.

Beobachten Sie, ob das Baby auch schluckt.

Sie können die Saugbewegungen sehen: Die Kiefer und Schläfen Ihres Babys bewegen sich beim konzentrierten Trinken. Aber nicht nur mit den Augen, auch mit den Ohren können Sie beurteilen, ob Ihr Baby gut trinkt. Als Stillberaterin habe ich es mir zur Gewohnheit gemacht, Babys beim Trinken mindestens ebenso aufmerksam zuzuhören, wie ich ihnen zusehe. Mit dem Gehör lässt sich nicht nur das regelmäßige Schlucken wahrnehmen, sondern auch das Saugvakuum, der Saugschluss. Wie sich das Schlucken anhört, können Sie bei sich selbst ausprobieren: Schlucken Sie doch gleich jetzt einmal und atmen Sie dabei durch die Nase aus. Genauso hört es sich auch bei Ihrem Baby an, natürlich etwas leiser.

Wenn mit dem Saugschluss etwas nicht ganz stimmt, hören Sie kleine Schnalz- oder Klick-Laute, die das Baby beim Trinken macht. (Lesen Sie hierzu das Kapitel *Das Baby trinkt nicht richtig*, S. 158) Lösen Sie in diesem Fall das Baby lieber von der Brust (vorsichtig einen Finger in seinen Mundwinkel schieben, siehe S. 46, bis das Baby den Mund öffnet) und legen Sie es neu an. Dies sollten Sie auch tun, wenn eine seiner Lippen nicht nach außen geschürzt ist, sondern sich nach innen gezogen hat. Ebenso legen Sie es neu an, wenn das Baby nur die Mamille ohne einen Teil der Areola erfasst hat und mit »spitzen Lippen« saugt statt mit einem »Mund voll Brust«.

Eine oder beide Seiten geben?

Wenn das Baby bei jedem Stillen nacheinander an beiden Seiten trinkt, wird jede Brust häufiger stimuliert, das regt die Milchbildung an. Außerdem verringert es die Gefahr, dass es zwischen den Mahlzeiten zu einem Milchstau kommt, sollte das

Baby einmal länger als gewöhnlich schlafen. Deshalb lässt man im Normalfall das Baby bei jeder Stillmahlzeit an beiden Seiten trinken.

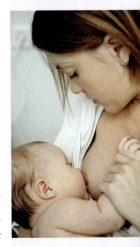

Zu dieser Regel gibt es eine Ausnahme: Wenn die Brust über längere Zeit sehr viel mehr Milch bildet, als das Baby trinken kann, und sich daraus Probleme ergeben, bekommt man diese in den Griff, indem man bei jedem Stillen nur eine Seite gibt. So wird abwechselnd an jeder Brust nur alle vier bis sechs Stunden getrunken, dadurch wird die Milchbildung etwas weniger angeregt, was in diesem Fall erwünscht ist. In Phasen, in denen das Baby häufige kleine Mahlzeiten trinkt, kann dieser Rat heißen, dass man ihm über drei Stunden hinweg die eine Seite anbietet, z.B. von 12 bis 15 Uhr, und in den nächsten drei Stunden die andere Seite und so weiter. Die nicht angebotene Brust notfalls ausstreichen. (Mehr zu diesem Thema auf S. 80). Babys, die jedes Mal nur an einer Brust trinken, nehmen innerhalb von 24 Stunden dieselbe Milchmenge mit demselben Kaloriengehalt zu sich wie Babys, die bei jedem Stillen an beiden Brüsten trinken, ihre Mahlzeiten dauern aber oft ein wenig länger.

Im Normalfall geben Sie Ihrem Baby bei jeder Mahlzeit beide Seiten. Dafür lassen Sie es an der ersten Brust trinken, bis es aufhört, ganz konzentriert in tiefen, gleichmäßigen Zügen zu saugen und zu schlucken (siehe S. 52), und beginnt, seltener zu schlucken oder nur noch zu nuckeln. Das ist der Zeitpunkt, es von der ersten Brust zu nehmen und ihm – vielleicht nach einem kurzen Bäuerchen – die zweite Seite anzubieten. An dieser Brust wird es zuerst noch einmal eine gute, fokussierte Trinkphase haben, danach wird es langsamer trinken und darf dann auch nuckeln, so lange es will (vorausgesetzt, Ihre Mamillen sind nicht empfindlich). Indem Sie das Baby so lange an der Brust lassen, wie es möchte, können Sie sicher sein, dass es sowohl genug Flüssigkeit als auch genug Kalorien erhalten hat. In Zeiten von erhöhtem Bedarf können Sie auch mehrmals die Seiten wechseln, bevor das Baby zum abschließenden Nuckeln übergeht (siehe auch in dem Kapitel *Die Milchbildung steigern*, hier: *Wechselseitiges Stillen*, S. 75).

Legen Sie Ihr Baby zu Beginn der Mahlzeit immer an die Brust, mit der Sie die letzte Mahlzeit beendet haben. In den ersten Wochen ist diese Brust so viel voller als die andere, dass es keine Frage ist, welche Seite als erste an der Reihe ist. Doch das gibt sich gegen Ende des dritten Monats, die Brust schwillt dann vor dem Stillen kaum noch an. (Denken Sie übrigens nicht, Sie hätten auf einmal weniger Milch!) Viele Mütter wechseln dann ein Armband, einen Ring oder etwas Ähnliches als Gedächtnisstütze von einer Seite zur anderen. Falls Sie einmal nicht wissen, welche Seite eigentlich als erste dran ist, ist das auch nicht schlimm. Vielleicht merken Sie während des Stillens, dass die zweite Brust ungewohnt voll ist oder die erste ungewöhnlich leer, und alles regelt sich von selbst, indem das Baby an der ersten Seite automatisch weniger trinkt und an der zweiten mehr. Bei der nächsten Mahlzeit legen Sie das Baby an dieser Seite zuerst an.

Bei Zwillingen ist es übrigens egal, ob Sie beide gleichzeitig anlegen oder nacheinander – was anfangs meist leichter fällt –, solange sich jedes Baby an »seiner« Brust satt trinken darf, wird die Milchbildung ausreichend stimuliert und die Milch reicht locker für zwei. (Mehr zum Stillen von Mehrlingen auf S. 166.)

Wie lange bleibt das Baby an der Brust?

Idealerweise lassen Sie Ihr Baby an der Brust, bis es von selbst zu trinken aufhört, weil es satt ist. Ein sattes Baby entspannt sich und schlummert zufrieden ein, oder es mustert mit wachem Interesse das Gesicht seiner Mutter, solange es noch nicht alt genug ist, um mit ihr zu »plaudern«. Sind Sie der Meinung, dass Ihr Baby noch nicht genug getrunken hat, werden Sie versuchen, es zum Wachbleiben und Weitertrinken anzuregen, so wie man es bei einem schläfrigen Baby macht (siehe S. 157). Es gibt auch Babys, die nur gerne ein paar Sekunden lang »plaudern« wollen, sobald der größte Hunger gestillt ist, und dann eifrig weitertrinken. Hören Sie jedenfalls nicht auf, Ihrem Baby die Brust anzubieten, bevor Sie nicht sicher sind, dass es richtig satt ist – weil es einfach kein Interesse mehr hat, auch nach einigen Minuten Pause nicht, auch nach einem kräftigen Bäuerchen nicht.

Wie lange es dauert, bis Ihr Baby genug getrunken hat und satt ist, wird Ihnen niemand in Minuten sagen können – und doch höre ich von Müttern immer noch, dass ihnen gesagt wurde, es sei ausreichend, das Baby an jeder Brust z.B. zehn Minuten lang zu stillen. Ein Baby könnte aber auch eine Stunde an jeder Brust sein, ohne genug getrunken zu haben. Worauf es schließlich ankommt, ist doch, was das Baby zehn Minuten lang an der Brust macht – oder? Was nützt es Ihnen also, auf die Uhr zu sehen? Ob Ihr Baby genug getrunken hat, hängt nicht davon ab, wie viele Minuten es dazu gebraucht hat – manchmal braucht ein Baby länger, ein anderes Mal ist es schneller satt.

Es kann sein, dass Ihnen geraten wird, die Stillzeit anfangs bei jeder Mahlzeit auf einige Minuten pro Seite zu beschränken, damit die Mamillen nicht wund werden. Das ist eine veraltete Empfehlung. Studien haben gezeigt, dass Mamillen nicht vom vielen oder langen Stillen wund werden, sondern davon, dass das Baby sie falsch im Mund hat oder dass an der Brust gezerrt wird, weil das Baby nicht richtig angelegt oder sicher abgestützt ist. Wenn Sie dieser überholten Tradition folgen und Ihr Baby nur eine begrenzte Zeit an jeder Seite trinken lassen, laufen

Sie Gefahr, dass es erstens nicht genug Milch bekommt und zweitens die Milchbildung nicht genügend anregt – dann nimmt das Baby nicht genügend zu und die Milch versiegt. Wozu dann überhaupt die Mamillen schonen? Regeln wie diese waren meist schuld daran, wenn unsere Mütter und Großmütter keinen Erfolg mit dem Stillen hatten.

Ein wundes Gefühl in den Mamillen, eine leichte Reizung oder ein Stechen bei den ersten Zügen, bis die Milch fließt, ist ganz am Anfang normal, ebenso wie eine mehr oder weniger empfindliche Brust. Das wird von selbst wieder vergehen, während sich die Brust an das Stillen gewöhnt, so wie beispielsweise auch ein anfänglicher Muskelkater in den Beinen wieder vergeht, sobald man täglich joggt.

Sollte es trotz allem einmal zu wunden Mamillen kommen, finden Sie in dem Kapitel *Rasche Hilfe bei Problemen*, S. 140 ff., eine Reihe von heilenden Maßnahmen, mit denen sich die Beschwerden rasch lindern lassen.

Die Brust ist für das Baby nicht nur Nahrungsquelle, sondern auch Trostspender. Es tut Ihrem Baby gut, wenn es auch nuckeln darf, ohne dass es Hunger hat. Sind Ihre Mamillen allerdings gerade empfindlich, dann lassen Sie das Baby besser nur trinken. Mit der Zeit wird Ihre Haut robuster und Sie können Ihr Baby dann nach Lust und Laune nuckeln lassen.

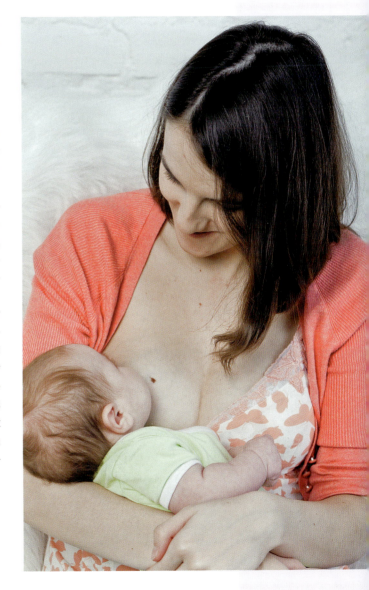

Das Bäuerchen

Ein Baby schluckt beim Trinken oft auch ein wenig Luft, aber nicht immer. Hat es viel Luft geschluckt, dann wird es diese irgendwann während oder nach der Mahlzeit als »Bäuerchen« aufstoßen müssen. Das kann auch längere Zeit dauern. Dass es so weit ist, merkt man daran, dass das Baby sich nicht wohlfühlt, wenn die Luft drückt und dies zu einem unangenehmen Völlegefühl führt. Das Baby macht dann ein unbehagliches Gesicht, es windet sich oder streckt sich stark nach hinten durch, es weint, kann nicht einschlafen. Zum anderen führen Luftblasen im Magen manchmal zu einem falschen Sättigungsgefühl. Der Magen des Babys ist voll, wenn auch zum Teil durch Luft, dadurch fühlt es sich satt, hört zu trinken auf und merkt erst später, sobald die Luft entweicht, dass es eigentlich nicht genug bekommen hat – sein Magen ist auf einmal wieder halb leer. Dann wird das Baby früher als erwartet wieder Hunger haben und trinken wollen – das ist für Sie verwirrend und anstrengend.

Je hastiger ein Baby trinkt, je mehr ihm die Milch entgegensprudelt, desto mehr Luft schluckt es wahrscheinlich dabei. Und umgekehrt: Wenn das Baby in einem besonders ruhigen Rhythmus getrunken hat, muss es vielleicht überhaupt nicht aufstoßen.

Dementsprechend können Sie entscheiden, ob Sie Ihr Baby kurz in die Bäuerchen-Haltung nehmen, bevor Sie ihm die zweite Brust geben. Auch wenn Ihr Baby nach einigen Minuten beim Trinken unruhig wird, die Brust loslässt und sich windet, ist immer daran zu denken, dass es vielleicht rasch ein Bäuerchen machen muss. Nach der Mahlzeit nehmen Sie Ihr Baby auf jeden Fall in die aufrechte Haltung, es sei denn, es ist eingeschlafen. Wenn Sie den Eindruck haben, dass es genug getrunken hat, dürfen Sie es auch erst mal schlafen lassen, bis es von selbst zeigt, dass ein Bäuerchen drückt.

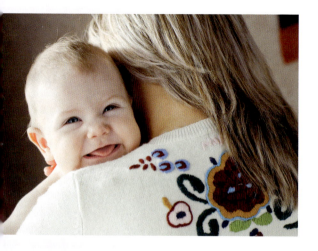

Nach dem Bäuerchen sollten Sie dem Baby vielleicht noch mal die Brust anbieten. Denken Sie daran vor allem nach einem besonders kräftigen Bäuerchen – oft Grund für ein falsches Sättigungsgefühl – oder wenn beim Aufstoßen ziemlich viel Milch hochkam. Diese hatte sich über der Luftblase befunden und wurde von ihr mit herausgedrückt. Es ist wichtig, das Spucken in diesem Fall nicht als Zeichen zu werten, dass das Baby bereits mehr als genug getrunken hat. Im Gegenteil, das Baby sollte noch einmal angelegt werden.

So wird das Baby richtig satt

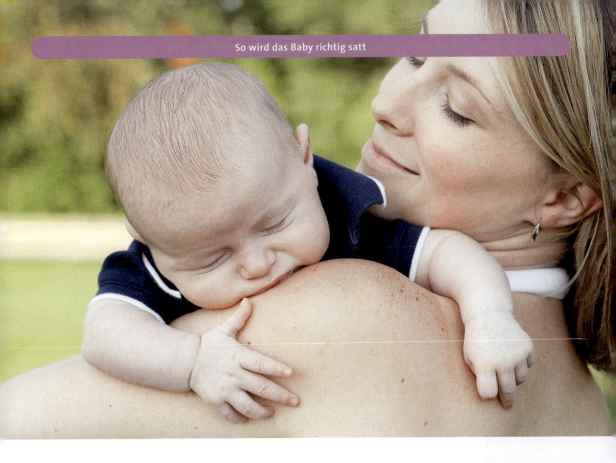

So verhelfen Sie Ihrem Baby zum Bäuerchen: Luft steigt nach oben, deshalb wechseln Sie das Baby von der liegenden Haltung in eine aufrechte Position – dann ist »oben« da, wo der Mageneingang ist, und die Luft kann gut entweichen. Die klassische Bäuerchen-Haltung: Das Baby sitzt auf Ihrem Arm und schaut über Ihre Schulter. Oder es sitzt gut gestützt auf Ihrem Schoß. Sie können dem Baby dabei mit der flachen Hand wiederholt von unten nach oben leicht über den Rücken klopfen, möglicherweise hilft das der Luft im Magen, schneller nach oben zu steigen. Schützen Sie Ihre Kleidung mit einem Tuch vor der Milch, die beim Aufstoßen fast immer mit hochkommt.

Wenn ein Bäuerchen drückt und nicht kommen will: Bei Babys, die eifrig und hastig trinken, dauert es manchmal recht lange, bis sie danach aufstoßen können. In diesem Fall hat, wie erwähnt, die drückende Luft im Magen sehr viel Milch über sich und braucht deshalb mehr Zeit, um hochzusteigen. Manche Babys müssen

Mein Tipp

Warten Sie nicht »ewig« auf das Aufstoßen: Wenn das Bäuerchen nicht innerhalb von ein paar Minuten kommt, können Sie es erst einmal vergessen, sofern Ihr Baby sich wohlfühlt. Ist es ein wenig später bereit, sein Bäuerchen zu machen, zeigt sich das, indem es unruhig und unpässlich wird, sich windet und weint. Nehmen Sie das Baby dann einfach kurz hoch, kommt das Bäuerchen wahrscheinlich ganz problemlos.

mehrere Bäuerchen hintereinander machen, bis alle Luft entwichen ist. Bis dahin sind sie unruhig und weinen, obwohl sie satt sind und nicht mehr trinken möchten. In solchen Fällen sollte man das Baby immer schon etwas früher anlegen und mit dem Stillen nicht warten, bis das Baby vor Hunger weint. Wenn die Mahlzeit schon vor dem ganz großen Hunger beginnt, fällt es diesen Babys leichter, weniger hastig zu trinken.

Es wäre auch gut, wenn das Baby schon während des Trinkens ein Bäuerchen machen könnte, aber das geht nicht immer. Es hilft jedoch, wenn Sie Ihr Baby beim Stillen aufrechter halten, sodass sein Köpfchen viel höher liegt als sein Po. Wenn Ihr Milchflussreflex so gut funktioniert, dass anfangs sehr schnell sehr viel Milch kommt, sodass das Baby hastig trinken muss und dabei viel Luft schluckt, dann können Sie versuchen, das Baby nach den ersten Schlucken für ein paar Sekunden von der Brust zu lösen. Halten Sie ein Tuch bereit, um die Milch aufzufangen, und legen Sie das Baby wieder an, sobald die Milch weniger heftig herausschießt.

Das Baby spuckt nach dem Trinken

Alle kleinen Babys spucken nach dem Trinken oder zwischen den Mahlzeiten gelegentlich etwas Milch aus, manche ziemlich häufig oder auch regelmäßig. Die Milch kann sanft aus dem Mund rinnen oder in einem kleinen Schwall kommen. Das ist normal und kein Anlass zur Sorge. Durch die zunehmende Entwicklung des Babys gibt sich das Spucken mit der Zeit von selbst – ab dem vierten bis sechsten Monat spucken Babys weniger.

Auch wenn ein Baby regelmäßig spuckt, sollte es immer so lange trinken dürfen, bis es von selbst aufhört und damit zeigt, dass es genug hat. Wenn Ihr Baby *einmal* sehr viel Milch spuckt, können Sie einkalkulieren, dass es wahrscheinlich früher als sonst wieder Hunger bekommt. Sollte Ihr Baby zu denen gehören, die regelmäßig sehr viel Milch spucken, probieren Sie einmal aus, ob sich das mit einem etwas anderen Handling verändern lässt: Halten Sie es in einer aufrechteren Haltung beim Stillen, sodass sein Po tiefer liegt als sein Oberkörper. Richten Sie nach dem Trinken das Baby ganz langsam auf, vermeiden Sie abrupte Lageveränderungen und schnelle Bewegungen. Klopfen Sie ihm für das Bäuerchen nur sehr sanft oder gar nicht auf den Rücken, und probieren Sie mal aus, ob es besser ist, wenn Sie es dafür nicht über die Schulter legen, sondern auf Ihrem Schoß sitzen lassen, wobei Sie es gut stützen. Vermeiden Sie die Bauchlage ebenso wie jedes Hopsen für eine gewisse Zeit nach dem Stillen. Das Spucken kann auch mit einem etwas zu heftigen Milchspendereflex oder einer etwas zu vollen Brust zu tun haben. Sie erkennen dies daran, dass Ihr Baby sehr hastig trinkt und sich auch leicht verschluckt. Hier kann es helfen, wenn Sie das Baby nach dem Ansaugen noch einmal für ein paar Sekunden von der Brust lösen und die heraussprudelnde Milch mit einem Tuch auffangen. Und grundsätzlich die Mahlzeiten eher früher als später beginnen – nicht auf den ganz großen Hunger warten.

Im Unterschied zum Spucken handelt es sich um Erbrechen, wenn die Milch schwallartig und in hohem Bogen herausschießt, manchmal einen Meter weit, wobei sich offenbar der gesamte Mageninhalt entleert. Das kann gelegentlich einmal passieren und ist bei einem Baby, das sich rundum wohlfühlt, das nicht weint, gesund ist und gut gedeiht, kein Grund zur Besorgnis. Bei einem Baby, das erbricht, weil es unter der Refluxkrankheit oder unter Magenpförtnerkrampf bzw. Magenausgangs-Verengung (Pylorusstenose) leidet, sodass nicht genügend Nahrung in den Darm gelangt, werden schlechtes Gedeihen und geringe Gewichtszunahme darauf hinweisen, dass es medizinische Hilfe braucht. Solange ein Baby gut gedeiht und normal zunimmt, ist dies ein untrügliches Zeichen, dass bei ihm genügend Nahrung in den Darm gelangt – obwohl es so viel spuckt, dass man meinen könnte, es bliebe nichts drin.

Viele Eltern lassen ihre Babys heute osteopathisch oder chiropraktisch behandeln, wenn ihr Baby zwar gut gedeiht, aber über Wochen und Monate anhaltend übermäßig viel spuckt. Wenn dies zum Erfolg führt, lässt sich sagen, dass eine entsprechende Blockade die Ursache für das exzessive Spucken war. Man sollte aber nicht grundsätzlich davon ausgehen. Auch homöopathisch kann vielen Babys geholfen werden, die übermäßig viel spucken. Jede dieser bewährten naturheilkundlichen Therapien behandelt das Spucken auf einer tieferen Ebene des Organismus und beseitigt somit nicht nur dieses Symptom, sondern fördert insgesamt die Gesundheit des Babys.

Bekommt das Baby auch genug?

Es gibt eine einfache und verlässliche Methode, mit der Sie feststellen können, ob Ihr Baby an der Brust auch genug zu sich nimmt: Beobachten Sie einfach, wie viel es ausscheidet. Zählen Sie seine nassen Windeln und seine Stuhlwindeln. Ihr Baby bekommt mit Sicherheit genug, wenn es

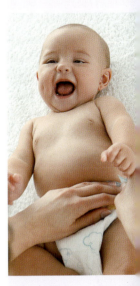

› *ab dem dritten oder vierten Lebenstag* mindestens fünf bis sechs nasse Wegwerfwindeln oder sechs bis acht nasse Stoffwindeln und
› *in den ersten sechs Wochen* zwei bis fünf Mal täglich Stuhlgang hat, nach den ersten sechs Wochen normalerweise seltener.

Wegwerfwindeln fühlen sich vielleicht nicht nass an – was können Sie tun? Orientieren Sie sich am Gewicht der Windeln: Gießen Sie einmal testweise zwei bis vier Esslöffel Wasser auf eine Windel und vergleichen Sie das Gewicht mit dem einer trockenen Windel.

Werden die Windeln seltener nass, ist der Urin sehr gelb und riecht intensiv, dann muss Ihr Baby unbedingt mehr trinken. Auch die Fontanelle zeigt es an: Sie ist eingesunken, wenn Ihr Baby mehr Flüssigkeit braucht. Stillen Sie in diesem Fall Ihr Baby so oft wie möglich und lassen Sie es trinken, so lange es will, auch nachts. Lesen Sie in dem Kapitel *Die Milchbildung steigern* (S. 73 ff.), wie Sie Ihre Milchmenge steigern können, und holen Sie den Rat einer Stillberaterin oder Hebamme ein. Ein Baby, das viel zu wenig getrunken hat, kann zum Weinen zu kraftlos sein, es schläft dann auffällig viel. Wenn das Verhalten Ihres Babys Ihnen Anlass zur Sorge gibt, sollten Sie sich niemals scheuen, so bald wie möglich die Kinderarztpraxis aufzusuchen!

Lesen Sie in dem Kapitel *Die normale Gewichtszunahme* (S. 124 ff.) nach, was zu beachten ist, falls sich dabei herausstellt, dass das Gewicht des Babys unter dem statistischen Mittelwert liegt.

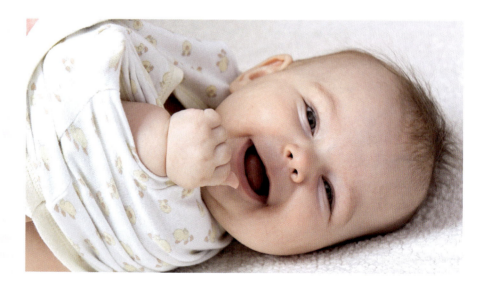

Braucht das Baby Tee oder Wasser?

Die Brust der Mutter versorgt ein gesundes Baby in den ersten sechs Monaten mit allem, was es braucht: genug Nährstoffe für den Hunger und genug Flüssigkeit für den Durst – in der trockenen Heizungsluft des Winters ebenso wie in der größten Sommerhitze. Es kann allerdings sein, dass das Baby aufgrund eines erhöhten Flüssigkeitsbedarfs seine Brustmahlzeiten ein wenig verkürzt und die Abstände dazwischen ebenfalls. So trinkt es jeweils etwas kürzer und dafür öfter an der Brust und bekommt damit insgesamt mehr lactosereiche, durststillende Vordermilch und weniger fettreiche, sättigende Hintermilch – also genau das, was es braucht. Seien Sie dann als Mutter nicht verunsichert oder beunruhigt, sondern geben Sie Ihrem Kind die Brust öfter und denken Sie daran, dass es auf diese Weise seinen erhöhten Durst gut stillt – mit dem besten Getränk, das die Welt ihm bietet.

Dass dies sogar in den Tropen gilt, wurde mit einer Untersuchung in Indien bewiesen. Hier erhielt eine Gruppe von Säuglingen gelegentlich ein wenig abgekochtes Wasser zusätzlich zur Muttermilch, die Kontrollgruppe hingegen wurde ausschließlich gestillt. In der größten Hitze Indiens erhielten diese Babys also nichts als Muttermilch. Das Ergebnis: Die Babys der ersten Gruppe, die zusätzlich Wasser bekommen hatten, hatten entsprechend weniger an der Brust getrunken und dadurch weniger Kalorien zu sich genommen. Am Ende der Studie wiesen die Babys, die ausschließlich die Brust bekommen hatten, eine höhere Gewichtszunahme auf und waren insgesamt in einem besseren Ernährungszustand. Bei beiden Gruppen wurden dieselben Mengen an Urin gemessen, bei den ausschließlich gestillten Babys gab es also keinerlei Flüssigkeitsprobleme.

Kann man das Baby an der Brust überfüttern?

Solange das Baby ausschließlich Muttermilch bekommt, ist es nicht möglich, dass es zu viel trinkt und überfüttert wird. Hat das Baby tatsächlich einmal den Bauch zu voll bekommen, kommt die überflüssige Milch nach der Mahlzeit wieder hoch und fließt dem Baby aus dem Mund. Selbst wenn Ihr Baby ziemlich rundlich wirkt, dürfen Sie sicher sein, dass ihm das nicht schadet. *Überernährung* an der Brust gibt es nicht.

Braucht das Baby Vitamin D?

Das Vitamin-D-Hormon ❭ sorgt für die Aufnahme von Kalzium in den Knochen, deshalb kann ein Mangel daran zu Knochenerweichung, Rachitis, führen. Der menschliche Organismus produziert eigenes Vitamin-D-Hormon aus UV-Licht, braucht in der Kindheit jedoch zusätzliches Vitamin-D-Hormon aus der Nahrung. Um auf Nummer sicher zu gehen, wird in Deutschland eine medikamentöse Gabe von Vitamin D empfohlen, die übrigens doppelt so hoch ist wie die in Amerika empfohlene Dosis.

Es stellt sich die Frage, ob gestillte Kinder nicht vielleicht genügend Vitamin D aus der Muttermilch bekommen. In einer aktuellen Studie dazu wurden mögliche Unterschiede bei Wachstum und Knochenbau untersucht zwischen einer Gruppe von Kindern, der man regelmäßige Gaben des künstlichen Vitamin D verabreicht hatte und einer Kontrollgruppe, bei der darauf verzichtet worden war. Es konnten keinerlei Unterschiede festgestellt werden. Dieses Ergebnis legt den Schluss nahe, dass gestillte Kinder durch ihre optimale Säuglingsnahrung ausreichend Vitamin D erhalten und dass dann eine zusätzliche Gabe die Knochengesundheit nicht verbessert.

Ob die künstliche Vitamin-D-Gabe möglicherweise negative Folgen für die Gesundheit des Babys haben könnte (Magen-Darm, Immunsystem), wurde bisher wissenschaftlich nicht untersucht. Dass vollgestillte Kinder selbst in nördlichen Ländern mit weniger Sonnenlicht sehr selten an Rachitis erkranken, ist hingegen durch Studien erwiesen.

Insgesamt zeigt die heutige wissenschaftliche Datenlage, dass ein gesundes, vollgestilltes Baby genügend Vitamin-D-Hormon durch die Muttermilch bekommt, solange sich seine Mutter normal ernährt und sich vor allem auch täglich mindestens zehn Minuten mit ihrem Kind unter freiem Himmel aufhält – das gilt auch im Winter und an bewölkten Tagen. Wenn dies nicht gegeben ist – und in manchen medizinischen Ausnahmefällen – kann es ratsam sein, dem Kind zusätzliches Vitamin D zu verabreichen.

Hilfe, das Baby hat ständig Hunger: Die ersten Wachstumsschübe

Sollte Ihr Baby eines Tages den Eindruck machen, dass es plötzlich nicht mehr satt zu kriegen ist – wenn Sie es jede Stunde an die Brust nehmen und es trinkt, als hätte es beim letzten Mal nicht genug bekommen –, und wenn Sie deshalb meinen, Sie hätten auf einmal nicht mehr genug Milch, dann handelt es sich ziemlich sicher um einen Wachstumsschub. Sie brauchen dann nichts weiter zu tun, als Ihr Baby sehr häufig zu stillen. Lassen Sie Ihr Baby so oft und so lange trinken, wie es will.

Dass Ihr Baby fast stündlich an die Brust will, heißt nicht, dass Sie es nicht satt bekommen können, sondern dass es gerade besonders viel braucht.

Dadurch stellt sich die Milchbildung innerhalb von wenigen Tagen auf den verstärkten Bedarf Ihres wachsenden Kindes ein. Versuchen Sie auf keinen Fall, Ihr Baby so lange wie möglich von seinem Hunger abzulenken, damit die Abstände zwischen den Mahlzeiten länger werden oder damit sich mehr Milch in der Brust »ansammelt« – das Gegenteil ist der Fall: Sie werden umso mehr Milch haben, je häufiger Sie Ihr Baby trinken lassen. Nachdem Ihr Baby eine Zeit lang sehr viel mehr als bisher getrunken hat, kehrt es ganz von selbst wieder zu einem normalen Rhythmus zurück.

Mit einem Wachstumsschub dürfen Sie rechnen zwischen dem sechsten und zwölften Lebenstag, zwischen der sechsten und achten Lebenswoche, im dritten und etwa in der Mitte des vierten sowie um den sechsten Lebensmonat herum – also grundsätzlich fast jederzeit.

Achten Sie darauf, während dieser Tage jeden zusätzlichen Stress von sich fernzuhalten, sagen Sie Termine ab, vertrösten Sie Besucher auf später. Bitten Sie Ihren Partner oder eine Freundin darum, für Sie einzukaufen und zu kochen. Sie müssen gut essen, trinken und so oft wie möglich schlafen. Das Stillen ist an solchen Tagen ein absoluter *Fulltime-Job*, aber es lohnt sich! Wenn Ihr Baby eine Oma hat, die es gerne ausfährt, dann ist jetzt die beste Gelegenheit dazu – und wenn es nur für eine halbe Stunde ist, in der Sie sich in Ruhe hinlegen und entspannen oder ein genüssliches Bad nehmen können.

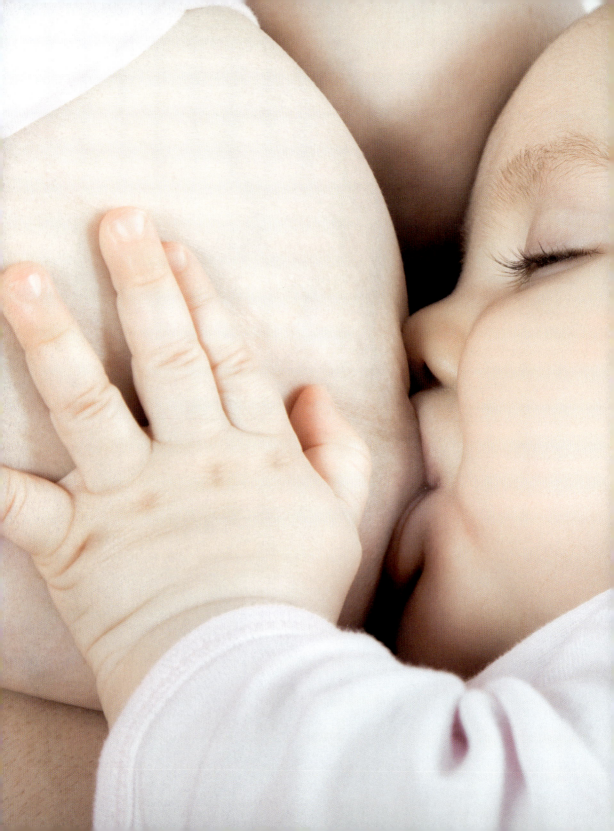

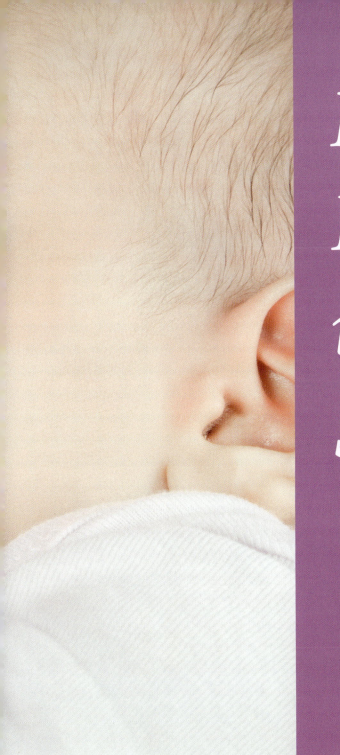

Die Brust in der Stillzeit

Die Brust in der Stillzeit

Die Brust verwöhnen

Die Brust braucht während der Stillzeit keine aufwendige Hautpflege, aber gönnen Sie sich schon in der Schwangerschaft und dann vor allem in den ersten Monaten der Stillzeit hin und wieder eine angenehme Brustmassage als kleines »Dankeschön« an diesen jetzt wundervollsten Teil Ihres Körpers.

Schon gegen Ende der Schwangerschaft kommen bei manchen Frauen gelegentlich ein paar Tropfen Milch aus der Brust – bei der Massage, beim Baden oder durch Zärtlichkeiten des Partners. Das gibt die gute Gewissheit, dass »es« funktioniert. Keine Sorge: Auch wenn vor der Geburt noch kein einziger Tropfen austritt, wird für das Baby genug da sein. Die Milch, die von den Brustdrüsen vor der Geburt gebildet wird, bleibt nicht, sondern wird immer wieder absorbiert. Erst wenn sich im Anschluss an die Geburt die Plazenta gelöst hat, beginnen die Brustdrüsen, die Nahrung für das Baby zu bilden.

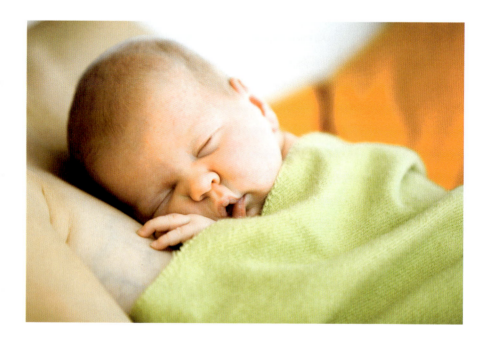

In den ersten Wochen der Stillzeit wird die Brust enorm stark durchblutet und von Lymphe durchströmt, deshalb ist sie nun so prall und groß wie nie zuvor. Spätestens nach zwei Monaten lässt dies jedoch nach und die Brust geht für den Rest der Stillzeit fast wieder auf ihre ursprüngliche Größe zurück. Diese wird übrigens nicht durch die Brustdrüse, sondern durch die Dichte des Fettgewebes bestimmt, das die »Mamma« wie ein schützender Mantel umhüllt, aber keinerlei Einfluss auf die Menge oder Qualität der gebildeten Milch hat.

> *Die Brust ist kein Fläschchen* – deshalb sagt die Größe der Brust nichts über die Menge der Milch aus, die sie bilden kann. »Je größer, desto mehr ist drin« stimmt hier nicht. Die Brust ist eine Drüse und bringt deshalb endlos Milch hervor, solange sie entsprechend stimuliert wird.

Brustmassage

Es wird Ihrer Brust guttun, wenn Sie sie liebevoll massieren. Das braucht gar nicht lange zu dauern und Sie können dabei ein wohltuendes Öl einreiben. In den ersten Tagen nach der Geburt verhilft die regelmäßige Massage zu einem weniger heftigen Milcheinschuss. Legen Sie Ihre beiden Hände um eine Brust und streichen Sie mit den Fingerspitzen vom Brustkorb zur Areola. Dabei können Ihre Hände sich kreisend um die Brust bewegen. Es lassen sich auch kreisende Bewegungen mit den Fingerspitzen machen, ähnlich wie bei der Kopfmassage während der Haarwäsche. Probieren Sie aus, wie viel Ihnen guttut.

Brustdrüsenmassage nach Marmet®

Diese Massage lockert und öffnet die Milchgänge. Es wird dabei nicht über die Haut gestrichen, sondern mit sanftem Druck das darunter liegende Gewebe massiert, indem man mit zwei oder drei Fingerkuppen auf der Stelle kreist. Während Sie so immer den nächsten kleinen Kreis neben den vorigen setzen, massieren Sie um die ganze Brust herum, spiralförmig vom Brustansatz zur Areola hin. Verweilen Sie an manchen Stellen länger als an anderen, wenn Sie eine Verhärtung spüren. Drücken Sie nicht so sehr, dass es wehtut. Auch leichtes Vibrieren mit den Fingerspitzen ist wirkungsvoll, besonders bei Milchstau, weil jede stärkere Berührung der Brust schmerzt. Abschließend beugen Sie sich vornüber und schütteln Ihre Brüste sanft, während Sie mit den flachen Händen vom Brustkorb zur Mamille und darüber hinaus streichen, um die ganze Brust herum.

Übrigens: Sie können mit dieser Technik gleichzeitig beide Brüste massieren – das ist zeitsparend und regt den Milchflussreflex gut an.

Rückenmassage

Diese Massage löst feine Verspannungen im Nacken- und Rückenbereich, beruhigt die Nerven und fördert damit den Milchfluss – und das alles in fünf Minuten. Sie ist eine wunderbare Art der Unterstützung durch den Partner oder durch eine Freundin, mit der Sie die anstrengenderen Tage des neuen Lebens mit dem Baby besser überstehen.

Setzen Sie sich breitbeinig an einen Tisch, legen Sie die Unterarme übereinander entlang der Tischkante ab und lassen Sie Ihren Kopf mit der Stirn auf den Unterarmen ruhen. Probieren Sie nun zuerst aus, ob diese Haltung noch bequemer wird, wenn Sie mit dem Stuhl etwas weiter vom Tisch abrücken, sodass Oberkörper und Nacken ein wenig mehr gestreckt sind und die Brust locker hängen kann. Ihr Partner legt seine Hände in lockeren Fäusten links und rechts *neben* der Wirbelsäule an Ihrem Nacken auf und massiert mit seinen gestreckten Daumen in kleinen, festen Kreisen die Muskelstränge, welche seitlich parallel zu Ihrer Wirbelsäule verlaufen. Massiert wird allein mit den Daumen, die Fäuste dienen nur als Stütze. Der rechte Daumen bewegt sich im Uhrzeigersinn, der linke dagegen, so gleiten sie massierend langsam von oben den Rücken hinunter.

Dies kann mehrmals wiederholt werden und abschließend wird mit den flachen, geöffneten Händen ein paar Mal von oben nach unten ausgestrichen.

Wenn Sie möchten, lassen Sie den Kopf noch eine Weile entspannt auf den Armen ruhen und spüren Sie der wohligen Wirkung der Massage nach.

Massageöl

Ihrem Baby ist Ihr natürlicher Duft vertraut, er vermittelt ihm Sicherheit und Geborgenheit – wenn Sie deshalb lieber auf stark duftende Aroma-Öle verzichten möchten, nehmen Sie zur Brustmassage ausschließlich das durchwärmende und nervenstärkende *Johanniskrautöl* (»Rotöl« – es muss ein reines Pflanzenöl ohne Zusatzstoffe sein) –, das unterstützt wohltuend die Funktion Ihrer Brustdrüsen. Eine Massage mit dem Milchbildungsöl von *Weleda* oder von *Stadelmann* (Apotheke) wirkt durch beigefügte ätherische Duftöle gegen Milchstau und Milchmangel. Hier bleiben die Mamille und ihr Hof ausgespart. Um den Duft des Milchbildungsöls abzumildern, können Sie es mit einem Teil Johanniskrautöl oder einem anderen Pflanzenöl mischen.

Die Milchbildung

In der Stillzeit gleichen die Brustdrüsen vielen saftigen Weinreben voll praller Trauben. In den einzelnen Trauben, den Milchbläschen, wird durch die Anregung von Prolaktin die Milch gebildet.

Während das Baby beim Saugen mit wellenartigen Bewegungen seiner Zunge die Mamille und Areola rhythmisch gegen seinen Gaumen drückt, sorgt das Hormon Oxytozin dafür, dass ein Pulsieren der Milchbläschen die Milch in die Milchgänge pumpt. Dies ist der Milchflussreflex, den manche Frauen als angenehme Empfindung spüren. Daraufhin fließt die Milch durch ein feines System von verzweigten Milchdrüsengängen der Mamille zu. So kommt die Milch während des Trinkens direkt frisch aus den Milchbläschen. Die Anatomie-Vorstellung von »Milchseen« hinter den Mamillen wurde erst vor wenigen Jahren durch neue Forschungsarbeiten widerlegt, die zeigen, dass dieses angenommene Reservoir nicht existiert.

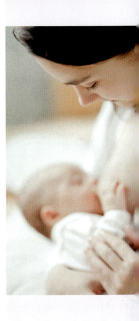

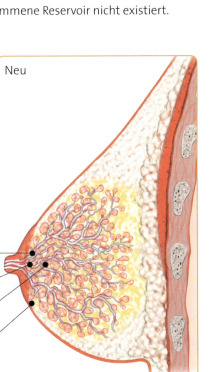

Was hat sich geändert?

1. Die Milchgänge verzweigen sich näher an der Mamille
2. Die bisher beschriebenen Milchseen existieren nicht
3. Drüsengewebe befindet sich näher an der Mamille
4. Unter der Mamille befindet sich nur wenig subkutanes Fettgewebe

© Medela AG, Switzerland

Die Anatomie der weiblichen Brust. Heute weiß man: Das Drüsengewebe befindet sich näher an der Mamille und die früher beschriebenen »Milchseen« existieren nicht.

Das neu gewonnene Bild zeigt individuelle Unterschiede von Frau zu Frau, eine geringe Zahl von Hauptmilchgängen und mehr Drüsengewebe unmittelbar hinter Mamille und Areola. Die milchbildenden Zellen in den Hüllen der Milchbläschen entnehmen dem mütterlichen Blut alle für das Baby nötigen Substanzen.

Um die Eigenheiten der Milchbildung zu verstehen, braucht man nur daran zu denken, dass es Drüsen im Inneren der Brust sind, aus welchen die Muttermilch fließt – wie alle unsere Drüsen also eine unerschöpfliche Quelle, die nie versiegt, solange sie stimuliert wird. Diese Quelle sprudelt jedoch nicht ununterbrochen. Weil ein Baby nicht ständig trinken will, bildet sich die Milch in verlässlich wiederkehrenden Portionen. Woher weiß die Brustdrüse, wie groß die erforderlichen Portionen sein sollen und in welchen Abständen sie zur Verfügung stehen müssen? Diese Information geben Dauer und Häufigkeit der Stillmahlzeiten oder ersatzweise das Abpumpen: Die Nachfrage regelt das Angebot, ganz automatisch und vollkommen zuverlässig. Je mehr Bedarf angemeldet wird, desto mehr Milch bildet sich – und umgekehrt –, so werden mühelos auch Zwillinge satt.

Wenn der Bedarf des Babys jedoch einmal sehr plötzlich und stark zunimmt oder abnimmt, kann es ein oder zwei Tage dauern, bis sich die Milchbildung entsprechend angepasst hat. Das liegt daran, dass die Milchbildung über einen komplexen, hormonell-nervalen Regelkreis gesteuert wird. Spezielle Nervenbahnen, die in der Mamille enden, melden den Saugreiz an den Hypothalamus, das endokrine Zentrum im Gehirn, und regen damit die Bildung von bestimmten hormonellen Botenstoffen an, welche wiederum die Hirnanhangdrüse (Hypophyse) dazu veranlassen, die beiden Hormone *Prolaktin* und *Oxytozin* freizugeben und über die Blutbahn zu den Brustdrüsen zu schicken.

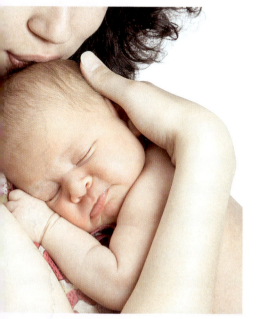

Prolaktin wird auch »Mütterlichkeits-Hormon« genannt, weil es mit dem intensiven Verlangen verbunden ist, das Baby bei sich zu haben, es zu umsorgen und zu beschützen. Bei Tierweibchen stärkt Prolaktin den Nestinstinkt und die Kraft, die Jungen zu verteidigen. Eine besondere Art von erhöhter Empfindsamkeit und gesteigerten Sinneswahrnehmungen für bestimmte Reize nehmen auch stillende Mütter an sich wahr. Sie hilft ihnen, besonders wachsam auf das Neugeborene zu achten, und verhindert z.B., dass sie in einen zu tiefen Schlaf fallen. Stillende Mütter merken manchmal, dass sie am Abend eines hektischen Tages weniger Milch haben. Dann hilft es, sich etwas Gutes zu tun: ein Bad nehmen, alleine in Ruhe essen oder ein Nickerchen halten. Das sorgt dafür, dass der Prolaktinwert steigt und das Baby für die Nacht eine kräftige Mahlzeit bekommt. Auch Ruhe und Entspannung erhöhen in der Stillzeit den Prolaktinspiegel – die Milch fließt dann umso reichlicher, wenn die Mutter das Stillen zum Ausruhen nutzt und es sich während des Stillens so richtig gemütlich macht.

Oxytozin nennt man auch »Bindungshormon«, weil es mit einem Gefühl tiefster gegenseitiger Befriedigung einhergeht, das die Bindung zum Partner oder in diesem Fall zum Baby stärkt.

Während der Stillzeit beeinträchtigen Alkohol, Nikotin und Koffein in größeren Mengen die Oxytozinbildung, ebenso wie manche Medikamente, aber auch Überforderung und Verunsicherung, Schmerzen und extremer Stress spielen eine Rolle. Alles, was wohlig stimmt, erhöht hingegen den Oxytozinwert – Massagen, warme Kompressen, Ruhe und Entspannung – und nicht zuletzt die Freude am Baby. Oft kommt deshalb nicht nur durch das Saugen an der Brust, sondern auch schon durch den Anblick des Babys, durch seinen Geruch oder seine Stimme die Milch in Fluss.

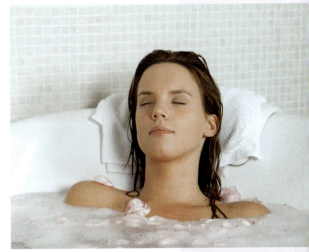

Einfach mal allein sein – aus der Ruhe kommt die Kraft.

Die Milchbildung steigern

Erster Schritt: Herausfinden, wo die Ursache liegt. Die Milchbildung wird nicht genug angeregt ...
> *wenn das Baby nicht richtig saugt,* weil es nicht richtig angelegt ist (wie es richtig geht, erfahren Sie auf S. 44 ff.) oder unter Saugverwirrung leidet (siehe S. 160).
> *wenn das Baby nicht lange genug an der Brust bleibt oder zu selten trinkt.* Wie man ein saugschwaches oder schläfriges Baby anregt, lesen Sie ab S. 157 ff.
> *wenn das Baby auf einmal länger schläft* – wenn die Brust stundenlang prallvoll ist, z.B. gegen Morgen, wird die Milch rasch weniger.

> *wenn das Baby etwas anderes als die Brust bekommt* – das kann nötig sein, erfordert aber, dass gleichzeitig an der Brust der Saugreiz per Milchpumpe gegeben wird. (Wie oft und wie lange sagt im individuellen Fall die Hebamme oder Stillberaterin.)
> *durch eine schwere Krise oder Krankheit der Mutter* – oder große Mengen Alkohol, Nikotin, Koffein sowie manche Medikamente.

Zu wenig Milch im Wochenbett?

Wenn ein Baby nach der Geburt zu viel Gewicht verliert (mehr als 7% seines Geburtsgewichts) bzw. bis zum zehnten Lebenstag nicht sein Geburtsgewicht wieder erreicht hat oder wenn es noch am fünften Lebenstag schwarzen Stuhl hat (Mekonium), sind das alles Zeichen dafür, dass es mehr trinken muss. Auch wenn ein Neugeborenes sehr oft weint und quengelt, oder wenn es »nur« schläft, können das deutliche Signale dafür sein, dass es vielleicht nicht genug Milch bekommt. Lesen sie auf S. 61 f., wie Sie an den Windeln erkennen, ob Ihr Baby genug bekommt. Sprechen Sie auf jeden Fall bei Ihrer *Hebamme, Stillberaterin* oder *Kinderärztin* Ihre Sorgen an. Falls jetzt vorübergehend zugefüttert werden muss, könnte Sie eine Still- und Laktationsberaterin IBCLC darin unterrichten, wie das mit einem Brusternährungsset, einer weichen Spritze, mit dem Löffel oder einem Becher so geschehen kann, dass das Stillen nicht gestört wird. Was Sie tun können, um Ihre Milchmenge rasch und effizient zu steigern, lesen Sie hier..

Zweiter Schritt: Ursache beseitigen und die Milchmenge beliebig erhöhen, durch ...
> *richtiges Saugen*: Wie Sie dem Baby helfen, die Mamille richtig in den Mund zu nehmen, lesen Sie auf S. 44 ff.
> *häufigere und längere Mahlzeiten*: Selbst wenn die Milchbildung einmal fast versiegt ist – z.B. nach einer Krankheit –, lässt sie sich wieder voll ankurbeln, indem Sie sich einfach zwei Tage mit Ihrem Baby ins Bett legen und es »ständig« stillen. Wichtig ist mindestens eine Nachtmahlzeit, kleine Babys müssen auch nachts ca. alle vier Stunden trinken.

Die Milchbildung

- *beidseitiges Stillen:* So wird jeder Brust ein häufigerer Impuls zur Milchbildung gegeben. Ersatzweise können Sie abpumpen, wenn Ihr Baby zu satt für die zweite Brust ist.
- *wechselseitiges Stillen:* Damit Ihr Baby ausgiebiger trinkt, wechseln Sie bei jedem Stillen mehrmals die Seite. Sobald Ihr Baby an der ersten Brust langsamer saugt und seltener schluckt – das kann nach zwei bis fünf Minuten sein –, wechseln Sie es zur zweiten Seite, dann wieder zurück zur ersten und noch einmal zur zweiten usw. So bieten Sie beide Seiten mindestens zwei Mal an und regen das Baby zu möglichst ausdauerndem Trinken an.
- *ausschließliches Stillen:* In den ersten sechs Monaten bekommt ein gesundes Baby an der Brust alles, was es braucht – die Nachfrage regelt das Angebot.
- *zusätzliches Abpumpen:* Falls Ihr Baby nur kurz trinkt, können Sie durch anschließendes Abpumpen die Milchbildung noch weiter anregen.

> In Ausnahmesituationen, wie beispielsweise bei einer schweren Krise oder Krankheit, kann vorübergehend ein *Oxytozin-Nasenspray* (Syntocinon), das die Hebamme oder Ärztin verordnet, die Milch wieder in Fluss bringen helfen. Dies darf aber nur eine kurzzeitige Hilfe sein, denn auf Dauer würde die Milchbildung beeinträchtigt werden.

Naturheilmittel zur Steigerung der Milchmenge

Milchbildungstee: Alte Apothekerbücher loben folgende Pflanzen dafür: Anis, Brennnessel, Dill, Fenchel, Geißraute (Galega vulgaris), Koriander, Kreuzblume (Polygala amara, von griechisch »poly« = viel und »gala« = Milch) und Melisse. Anstelle eines fertigen Stilltees können Sie sich in der Apotheke oder im Kräuterhaus auch Ihre eigene Mischung nach Geschmack herstellen lassen. Zubereitung: 1 TL Kräuter mit 1 Tasse kochendem Wasser überbrühen, zugedeckt zehn Minuten ziehen lassen, abseihen. Bis zu drei Tassen über den Tag verteilt trinken – und wieder damit aufhören, sobald die Milchmenge sich normalisiert hat.

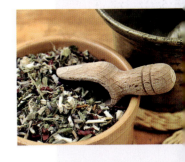

Aromatherapie: Folgender Tipp für die innerliche Anwendung eines ätherischen Öls stammt von einer Mutter mit einem anstrengenden Beruf, die ihre drei Kinder erfolgreich gestillt hat: Zwei Tropfen naturreines Kümmelöl auf ein Stück Würfelzucker träufeln und lutschen. Damit lässt sich an stressreichen Arbeitstagen jederzeit die Milchmenge steigern.

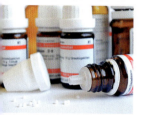

Homöopathie: Wenn sich mit den bisher beschriebenen Maßnahmen nicht in kurzer Zeit ein befriedigender Erfolg einstellt, sollte eine homöopathische Behandlung erwogen werden. Zu den Mitteln, die hier häufig nützen, zählen: Agnus castus, Bryonia, Causticum, Calcium carbonicum, Phytolacca, Pulsatilla, Sepia sowie Urtica urens, die Brennnessel. Die Wahl des Similimums erfordert eine sorgfältige Anamnese.

Die Milchbildung verringern

Auch ein ständiger Überfluss an Muttermilch macht nicht glücklich. Dem Baby fällt das Trinken schwer, es spuckt viel, muss häufig aufstoßen, verschluckt sich oder bekommt Bauchkrämpfe. Und die Mutter stört es, wenn häufig Milch aus der Brust tropft. Das sollten Sie in jedem Fall tun:

› *Geben Sie dem Baby nur eine Brust pro Mahlzeit.* So erhält jede Brust den anregenden Saugreiz seltener. In Zeiten, in denen das Baby häufige kleine Mahlzeiten zu sich nimmt, bekommt es über einen festen Zeitraum immer dieselbe Brust, danach genauso lange nur die andere – z.B. von 12 bis 15 Uhr die linke Brust, von 15 bis 18 Uhr die rechte usw.

› *Nicht abpumpen!* Streichen Sie die überflüssige Milch per Hand aus – das regt die Prolaktinbildung weniger an als die Milchpumpe (siehe Anleitung auf S. 80.).

› *Trinken Sie nicht zu viel, aber auch nicht zu wenig.* Wenn Sie weniger trinken, als Ihr Durst verlangt, leidet Ihr Organismus.

Wenn das Baby beim Trinken überfordert ist

Ein allzu starker Milchfluss kann es dem Baby in den ersten Monaten schwer machen, beim Trinken einen guten Rhythmus seiner Saug- und Schluckbewegungen zu finden. Dann wird es an der Brust unruhig, nachdem der Milchflussreflex eingesetzt hat (lesen Sie im sechsten Kapitel mehr zum Thema Unruhe an der Brust, um sich der richtigen Ursache sicher zu sein) oder es verschluckt sich leicht oder es schluckt sehr viel Luft und hat dadurch Probleme mit dem Bäuerchen (wie Sie dem Baby dabei helfen können, lesen Sie in dem Kapitel *Das Bäuerchen*, S. 58 ff.).

› *Beim Stillen die Schwerkraft zur Hilfe nehmen:* Probieren Sie aus, ob es dem Baby hilft, beim Trinken mit Ihrem starken Milchfluss besser zurechtzukommen, wenn Sie es mithilfe eines weiteren Kissens so hoch anlegen, dass sein

Gesicht leicht nach unten zu Ihrer Mamille geneigt ist. Ihre Milch fließt dann leicht gegen die Schwerkraft nach oben. Dies geht besonders gut in der Rückenlage, die im zweiten Kapitel (S. 49) beschrieben ist.

Wenn die Milch ausläuft

› *Druck stoppt den Milchfluss:* Drücken Sie sanft auf Ihre Mamille, wie auf einen Klingelknopf, oder verschränken Sie Ihre Arme fest vor Ihrer Brust und drücken Sie dabei mit den Handballen auf die Mamillen. Sie können auch die gefalteten Hände unter Ihr Kinn legen und dabei die Unterarme gegen die Brust drücken.

› *Milchauffangschalen* sammeln beim Stillen oder Abpumpen die Milch, die aus der zweiten Brust tropft. Sie lassen sich auch dezent im BH tragen und manche Frauen bevorzugen sogar beim Ausgehen Milchauffangschalen (siehe Anhang, S. 186) gegenüber Stilleinlagen. So können Sie für ein paar Stunden sicher sein, dass die Mamillen trocken liegen und die Milch nicht ausläuft.

› *Tragen Sie kaschierende Kleidung:* Auf bunt bedruckten Blusen fallen Näseflecken weniger auf. Ziehen Sie zusätzlich eine Weste oder Jacke darüber an.

› *Legen Sie sich nachts ein dickes Handtuch unter den Oberkörper.*

Naturheilmittel zur Minderung der Milchmenge

Salbei-Tee reduziert die Milchbildung – probieren Sie diese Wirkung aber sehr behutsam aus – mit einer bis maximal vier Tassen pro Tag –, damit Sie nicht aus Versehen vorzeitig abstillen! Wichtig ist es auch, nach einiger Zeit wieder damit aufzuhören. Auch Lemongrass- und Pfefferminztee helfen manchen Müttern, ihren Milchüberschuss in den Griff zu kriegen.

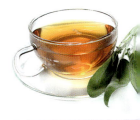

Homöopathie: Zu den homöopathischen Medikamenten, mit denen sich ein zu üppiger Milchfluss reduzieren lässt, zählen insbesondere Lac caninum, Phytolacca und Pulsatilla. Hier dürfen Sie selbst vorsichtig ausprobieren, ob Phytolacca Ihnen hilft: Nehmen Sie 3 x täglich 5 Kügelchen in der Potenz D4 und warten Sie nach dem ersten Tag zunächst ab, um die individuelle Wirkung einzuschätzen und die weitere Dosierung entsprechend zu wählen. Machen Sie jedoch bitte keinen Selbstversuch mit Pulsatilla oder Lac caninum, denn damit könnten Sie rasch ungewollt abstillen.

Die Brust in der Stillzeit

Muttermilch abpumpen und füttern

Im Laufe der Stillzeit kann es aus verschiedenen Gründen sinnvoll sein, die Milch abzupumpen oder von Hand auszustreichen. Der weitaus häufigste Anlass dazu ist es, sich Freiräume zu schaffen: abends ausgehen können, das Baby einmal den ganzen Tag bei der Oma lassen oder den Beruf wieder aufnehmen – ohne dafür Kompromisse in Babys optimaler Ernährung zu machen. Doch auch andere Gründe erfordern es zuweilen, die Muttermilch mit der Pumpe zu gewinnen, beispielsweise wenn das Baby nach der Geburt vorübergehend auf der Intensivstation betreut wird oder wenn es nach einer Frühgeburt zunächst noch nicht genug Kraft hat, die Milch selbst aus der Brust zu saugen. Mit der Pumpe lässt sich auch die Milchbildung aufrechterhalten, wenn wegen einer Erkrankung vorübergehend nicht gestillt werden kann. In solchen Situationen pumpt man die Milch so oft ab, wie das Baby normalerweise an die Brust käme, also mindestens sechs- bis achtmal innerhalb von 24 Stunden, davon ein- bis zweimal im Verlauf der Nacht.

Elektrische Milchpumpen eignen sich gut, wenn häufig abgepumpt werden muss.

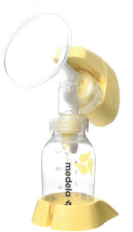

In den ersten acht Wochen nach der Geburt herrscht eine Ausnahmesituation, weil sich die Milchbildung erst richtig einspielt, das empfindliche Gleichgewicht von Nachfrage und Angebot lässt sich noch leicht stören. Wenn das Abpumpen also nicht unbedingt notwendig ist, geduldet man sich damit besser, bis das Baby zwei oder drei Monate alt ist. In den ersten drei Monaten müssen Fläschchen und Pumpenteile noch nach jedem Gebrauch aufwendig desinfiziert werden. Ist das Baby erst einmal drei Monate alt, wird all das viel problemloser.

Was ist besser: abpumpen oder ausstreichen? Das kommt ganz auf die Situation an. Für das gelegentliche Muttermilch-Fläschchen lässt sich durch manuelles Ausstreichen oder mit der Handmilchpumpe genug Milch gewinnen. Eine gute Handmilchpumpe reicht auch aus, um sich ständig einen kleinen Milchvorrat zu halten. Pumpen Sie dafür immer nach dem Stillen noch ein wenig Milch ab, bis genug zusammengekommen ist. Muss jedoch bei Berufstätigkeit die Milch für mehrere Mahlzeiten pro Tag abgepumpt werden, und das an mehreren Tagen die Woche, lohnt sich die Anschaffung einer kleinen elektrischen Milchpumpe, die bequem mitgenommen werden kann. Wird viel abgepumpt, aber nur für eine vorübergehende

Zeit, z.B. weil das Baby zu früh geboren wurde oder krank ist, dann nimmt man sich ein elektrisches Leihgerät mit maximaler Leistung. Ein Doppelpump-Set erlaubt das gleichzeitige Abpumpen an beiden Brüsten, dadurch verkürzt sich die Abpumpzeit auf bis zu 50% bei bester Wirkung auf die Milchbildung. (Weiteres Stillzubehör siehe Anhang, S. 185 f.)

Die nötige Hygiene

Alle Gefäße und Teile der Milchpumpe, die mit der Milch in Berührung kommen – Absaughaube, Schläuche, Überlauf- und Sammelflasche – sowie die Trinkfläschchen inklusive Sauger werden in der Spülmaschine bei 65 Grad ausreichend sauber für ein gesundes Baby von über drei Monaten.

Wenn das Baby jedoch noch keine drei Monate alt ist oder wenn es krank ist, reinigt man alle diese Teile nach jedem Gebrauch mit Seifenwasser, spült mit klarem Wasser nach und legt sie dann zur Desinfizierung in sprudelnd kochendes Wasser – fünf Minuten für die normale Desinfizierung, bis hin zu 20 Minuten für die zusätzliche Abtötung hausfremder Bakterien und die Inaktivierung von Viren. Danach werden sie unter einem sauberen, heiß gebügelten Geschirrtuch bis zum nächsten

Vorher und nachher

Die Milchkanälchen öffnen sich leichter, wenn die Brust gut durchwärmt ist, und das erreichen Sie mit einer warmen Kompresse oder Dusche vor dem Pumpen oder Ausstreichen. In jedem Fall empfiehlt es sich, mit einer Marmet-Massage® zu beginnen (siehe S. 69). Verwenden Sie jetzt kein Öl für die Brustmassage, sonst könnte etwas davon in die Milch geraten.

Waschen Sie Ihre Hände mit Seife und achten Sie auf saubere Fingernägel. Spülen Sie Ihre Brust kurz mit Wasser, ohne Seife oder Duschgel, und trocknen Sie sie mit einem frischen Tuch ab. Den Bereich der Mamille dabei nicht reiben. Ist die Milch für Ihr Frühchen oder Ihr krankes Baby, dann sollten Sie die ersten paar Tropfen (ca. 1 TL, 5 ml) manuell ausstreichen und nicht auffangen, weil darin Keime von der Hautoberfläche enthalten sind.

Im Anschluss an das Pumpen oder Ausstreichen *die letzten paar Tropfen Muttermilch* auf der Mamille trocknen lassen, sie pflegen die Haut – so wie auch nach dem Stillen.

Gebrauch aufbewahrt. Destilliertes Wasser hinterlässt dabei keine Kalkflecken. Von chemischen Sterilisierbädern, wie sie im Handel erhältlich sind, wird heute abgeraten. Bei längerem regelmäßigen Gebrauch lohnt sich vielleicht die Anschaffung eines Dampfsterilisiergeräts (Vaporisator). Solange ein Baby in der Klinik ist, werden dort sterile Milchgefäße sowie auch die Pumpe zur Verfügung gestellt.

Die Milch ausstreichen

Das manuelle Ausstreichen ist die Methode der Wahl, wenn es darum geht, die besonders pralle Brust zu erleichtern, um einen Milchstau zu verhüten oder um dem Baby das Ansaugen zu erleichtern. Ebenso kann damit die Milch für ein gelegentliches Fläschchen gewonnen werden. Vielen Frauen fällt es leicht, ihre Milch mit den Händen aus der Brust zu streichen, andere finden es eher mühsam. Für sie ist es besonders wichtig, sich gut zu entspannen und die Brust mit der *Marmet-Massage®* einzustimmen (nach der Anleitung auf S. 69).

Eine Brustmassage bringt die Milch in Fluss.

Damit die Milch kommt, ahmen Sie beim Ausstreichen mit Ihren Fingerkuppen das nach, was Ihr Baby beim Trinken mit seiner Zunge macht: Sie drücken die Milch mit einer wellenförmigen Bewegung aus den Milchgängen heraus. Dafür legen Sie Ihre Hand im C-Griff an die Brust: die geschlossenen Fingerkuppen unter die Mamille, den Daumen darüber. Die Daumen- und Zeigefingerkuppe liegen etwa drei Zentimeter hinter der Mamille.

Sie werden das »C« nun abwechselnd ein wenig öffnen und schließen und dabei die Milch herausstreichen. Beim Öffnen gleiten Daumen- und Zeigefingerkuppe dafür leicht nach hinten in die Brust hinein, um sich dann beim Schließen mit sanftem Druck nach vorne zur Mamille hinzuschieben. Dies ist kein Streichen auf der Hautoberfläche, sondern eine gleitende Bewegung in der Tiefe, mit der Sie die Milch von hinten nach vorne ausstreichen. Ihre Finger nehmen die Haut der Areola durch den leichten Druck mit sich, statt über sie zu streichen oder gar zu reiben. Am Ende der Bewegung liegen Daumen und Zeigefinger direkt an der Mamille, aber ohne sie nach außen zu ziehen oder etwa zu kneifen – Sie gehen immer behutsam und liebevoll mit Ihrer Brust um. Dann lockern Sie Ihren Griff und öffnen das »C« wieder, dabei gleiten Daumen und Zeigefinger zurück, bis sie erneut etwa drei Zentimeter hinter der Mamille liegen – und die massierende Streichbewegung beginnt von vorn.

Setzen Sie durch leichte Drehung der Hand im Uhrzeigersinn Ihr »C« einen Zentimeter weiter, und umkreisen Sie im Verlauf des Ausstreichens die ganze Brust, wobei Sie nach Belieben von einer Hand zur anderen wechseln. Schließlich kommt die zweite Brust an die Reihe. Wenn Sie mehr Milch gewinnen möchten, wechseln Sie einige Male im 5-Minuten-Rhythmus zwischen den Brüsten ab und massieren sie zwischendurch ausgiebig. Bei der La Leche Liga können Sie ein Handblatt mit einer illustrierten Anleitung für diese sogenannte Marmet-Methode® bestellen (Adresse im Anhang, S. 187).

Die Milch abpumpen

Sind Sie von Ihrem Baby getrennt, möchten Sie vielleicht ein Foto von ihm betrachten und sich dabei erinnern, wie es duftet und sich anfühlt, denn das wird Ihnen helfen, die Milch fließen zu lassen. Machen Sie es sich auf jeden Fall so bequem wie möglich beim Abpumpen, stellen Sie sich etwas zu trinken bereit und legen Sie Ihre Lieblingsmusik auf. Gerade wenn Sie nicht zu Hause sind, kann Musik (auch über Kopfhörer) Ihnen helfen, sich wohlzufühlen und zu entspannen.

Beim Pumpen achten Sie darauf, dass Ihre Mamille in der Mitte der Absaughaube liegt und dass der Sog nicht zu stark oder zu kontinuierlich ist, das könnte Ihrem Hautgewebe schaden. Pumpen Sie beim ersten Mal nur fünf Minuten auf jeder Seite und steigern Sie diese Zeit allmählich. Bewährtes Schema: sieben Minuten pumpen, massieren, fünf Minuten pumpen, massieren, drei Minuten pumpen. Nehmen Sie sich anfangs gut Zeit, um sich mit dem Gebrauch der Pumpe vertraut zu machen. Am wenigsten Aufwand macht es, die Milch gleich in die Fläschchen zu pumpen, in denen sie auch aufbewahrt wird und aus denen sie später direkt gefüttert werden kann.

Muttermilch frisch halten

Wie lange bleibt Muttermilch frisch? Muttermilch besitzt zusätzliche antibakterielle Eigenschaften, die erst seit Kurzem bekannt sind und bleibt länger frisch, als bisher angenommen. Die folgenden Angaben beziehen sich auf Milch für ein gesundes Baby von mindestens drei Monaten. Für ein frühgeborenes oder krankes Baby können andere Aufbewahrungsvorschriften gelten.

Kleine Milchmengen, die Sie im Laufe des Tages abpumpen, dürfen Sie durchaus im selben Behälter im Kühlschrank zusammengießen. Frisch abgepumpte Milch kann auch zu gefrorener Milch hinzu-

Blaue Milch?

Erschrecken Sie nicht, weil Ihre Muttermilch nicht so aussieht wie homogenisierte und pasteurisierte Kuhmilch – die einzige Milch, mit deren Aussehen Sie bisher vertraut sind. Doch diese ist behandelt, damit sich die Sahne nicht abhebt. Bei Ihrer naturbelassenen Milch hingegen steigt schon nach kurzer Zeit die Sahne nach oben, der Rest mag dagegen dünn oder bläulich wirken, vielleicht auch gelblich, vor allem nach dem Auftauen. Die hohe Qualität bleibt davon unbeeinflusst.

gefügt werden, vorausgesetzt, die frische Milch wird im Kühlschrank vorgekühlt und übersteigt mengenmäßig nicht die Portion der bereits gefrorenen Milch.

> Bei 0 bis + 4 Grad im Kühlschrank können Sie die Muttermilch acht Tage lang aufbewahren.
> Bei + 4 bis 6 Grad transportiert und gelagert bleibt Muttermilch 72 Stunden lang frisch. Beim Transport Ihrer abgepumpten Milch können Sie mit Kühltaschen oder Styroporboxen mit Kühlelementen für eine lückenlose Kühlkette sorgen.
> Bei Raumtemperatur bleibt Muttermilch sechs bis acht Stunden lang frisch, sie sollte dann jedoch nicht darüber hinaus aufbewahrt werden.

Muttermilch tiefkühlen und auftauen

> Bei -18 bis -40 Grad im Tiefkühlschrank hält Muttermilch drei bis sechs Monate. Je frischer sie eingefroren wird, umso besser. Auch wenn Sie keinen Tiefkühlschrank besitzen, können Sie Muttermilch einfrieren: Sie hält sich im separaten Tiefkühlfach des Kühlschranks drei Monate und im integrierten Tiefkühlfach eines Kühlschranks zwei Wochen. Bitte verwenden Sie nur die speziell für Muttermilch hergestellten Plastikbeutelchen oder Fläschchen.
> Aufgetaute Muttermilch kann bei +4 bis 6 Grad im ungeöffneten Gefäß für 24 Stunden, im geöffneten Gefäß jedoch nur zwölf Stunden aufbewahrt werden.
> Am schonendsten wird gefrorene Muttermilch langsam im Kühlschrank oder bei Raumtemperatur aufgetaut, notfalls auch unter fließendem, lauwarmem Wasser, keinesfalls jedoch in der Mikrowelle!

Muttermilch füttern

In den ersten Lebenswochen sollte ein Baby, das die Muttermilch nicht direkt an der Brust trinkt, sie möglichst nicht mit einem herkömmlichen Sauger aus der Flasche bekommen, denn das könnte zu einer Saugverwirrung führen (siehe S. 160). Verwendet werden kann der neu entwickelte Spezialsauger »Calma«, oder lassen Sie sich von einer Laktationsberaterin andere Möglichkeiten zeigen, das Baby zu füttern. Sie wird auch beobachten, ab wann bei Ihrem Baby nichts mehr dagegen spricht, ihm die Muttermilch aus dem Fläschchen zu geben – für den Vater eine sicher willkommene Möglichkeit, sein Baby auch einmal in den eigenen Armen zu »stillen«. Denken Sie daran, dass Ihr Baby das Trinken aus der Flasche erst üben will. Wenn es dabei anfangs den Sauger aus dem Mund schubst, bedeutet das nicht unbedingt Protest gegen die Flasche. Doch Ihr Baby wird sehr rasch herausfinden, wie es seine Zunge so bewegen kann, dass der Flaschensauger im Mund bleibt und etwas hergibt.

Muttermilch abpumpen und füttern

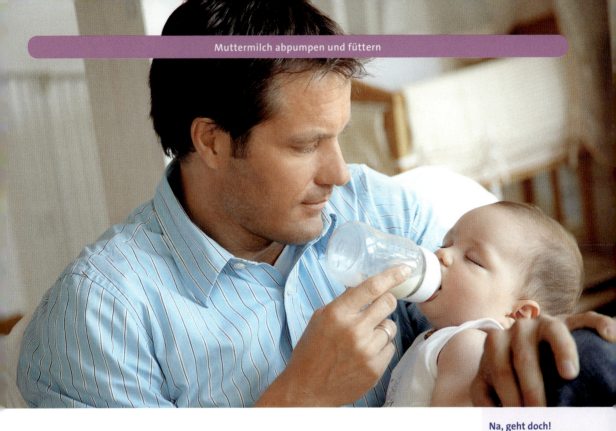

Na, geht doch! Für höheren Kuschelfaktor nächstes Mal ohne Hemd.

Sauger: Hier kommt es vor allem auf das Material an – es muss elastisch und doch beißfest sein und darf keine PVC/PVDC/chlorierten Kunststoffe enthalten. Laut Öko-Test erfüllen die Kautschuk-Trinksauger der bekannten deutschen Saugerfirmen heute diese Eigenschaften. Es wird empfohlen, sich diese Sauger bei Reisen in andere Länder mitzunehmen. Für Muttermilch nimmt man einen Sauger mit feinster Lochung. Übrigens: Im Zweifelsfall zeigt das Loch im Sauger beim Trinken nach oben.

Erwärmen: Muttermilch kann im Fläschchen unter fließend warmem Wasser oder im Flaschenwärmer schonend wieder auf Trinktemperatur erwärmt werden. Die Mikrowelle ist auf keinen Fall geeignet! Reste von wiedererwärmter Muttermilch werden nicht weiter aufbewahrt.

Hygiene: Solange das Baby noch keine drei Monate alt ist, müssen seine Trinkgefäße und Sauger nach jedem Gebrauch desinfiziert werden: mit Spülwasser bürsten, mit klarem Wasser nachspülen und danach fünf Minuten in sprudelnd kochendes Wasser legen; abtropfen lassen und in ausgekochte, gebügelte Geschirrtücher einschlagen. Sobald das Baby drei Monate alt ist, genügt die Reinigung in der Spülmaschine bei 65 Grad.

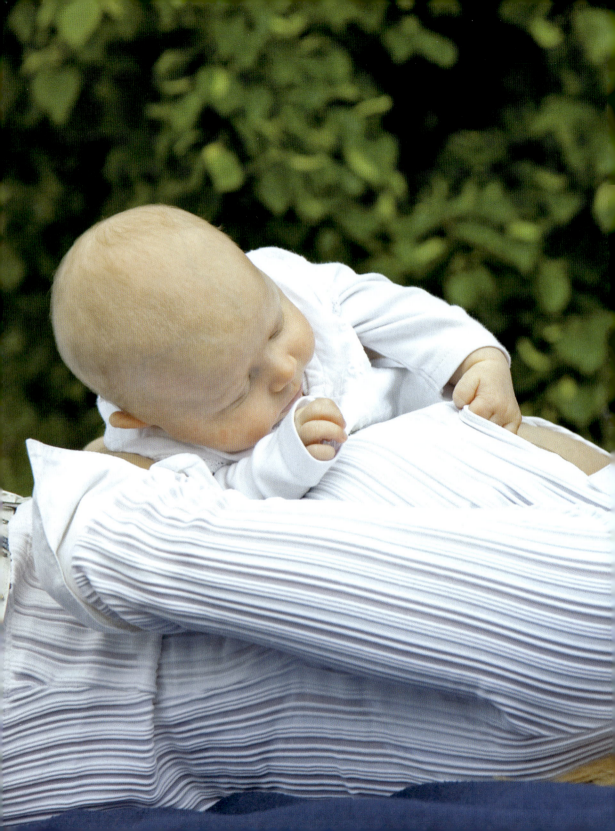

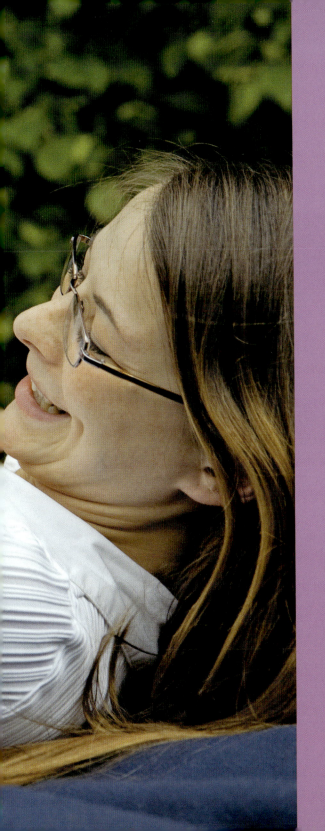

Mein neuer Alltag

Die neuen Nächte

Von Schlafforschern ist manchmal zu hören, dass es gar nicht so gesund sei, acht Stunden am Stück zu schlafen, wie wir es gewohnt sind. Allerdings ist der mehrfach unterbrochene Nachtschlaf für jede Mutter die am schwersten zu bewältigende Veränderung nach der Geburt. Babys müssen in den ersten Lebenswochen noch rund um die Uhr in ziemlich regelmäßigen Abständen trinken. Bis zur Geburt waren sie ja kontinuierlich mit Nährstoffen versorgt, deshalb ist es für den kleinen Organismus zunächst schon eine riesige Umstellung, nur alle zwei bis drei Stunden etwas zu bekommen. Entwicklung und Wachstum gehen jedoch rasant voran und es dauert in der Regel nur zwei Monate, bis ein Baby nachts schon etwas längere Abstände zwischen den Mahlzeiten macht als tagsüber. Wie alt ein Baby wird, bis es mehr oder weniger durchschläft, hängt größtenteils von seinen Erbanlagen ab.

Das Stillen schenkt ruhigere Nächte.

Als stillende Mutter haben Sie es mit den nächtlichen Mahlzeiten Ihres Babys sehr leicht. Schließlich fließt Ihre Milch sofort »gebrauchsfertig«, optimal temperiert und voll hygienisch in seinen Mund, sobald Sie Ihr Baby an die Brust nehmen. Je schneller Sie das tun, desto besser. Denn je länger ein Baby nachts auf seine Mahlzeit warten muss, desto mehr wird auch sein Schlaf unterbrochen und gestört. Deshalb ist es das Beste, wenn das Baby in Ihrer unmittelbaren Nähe schläft, solange es nachts noch Mahlzeiten braucht, damit Sie es schon bei den frühesten Anzeichen von Unruhe und Hunger sofort an die Brust nehmen und stillen können. So werden seine Bedürfnisse gestillt, noch bevor es richtig wach wird, und so entwickelt sich ein gutes Schlafverhalten. Hungergefühle sind dem Baby zunächst noch fremd und unheimlich. Je schneller es also nachts davon erlöst wird, desto weniger werden seine Träume aufgewühlt. Wussten Sie, dass Ihr Baby die Hälfte seiner Schlafzeit im Traum verbringt? Bei Frühgeborenen ist es sogar noch weit mehr als die Hälfte, nämlich 80% der Schlafzeit. Erwachsene verträumen nur noch ein Viertel der Zeit, in der sie schlafen. Je friedlicher die Träume sind, desto ruhiger ist auch der Schlaf – das ist wohl in jedem Alter gleich.

Der erste und wichtigste Schritt zu möglichst ungestörten Nächten: Richten Sie Ihr Schlafzimmer so ein, dass Sie Seite an Seite mit Ihrem Baby schlafen können, damit Sie für das nächtliche Stillen gar nicht erst aufzustehen brauchen. (Wickeln brauchen Sie das Baby nachts nur ganz am Anfang.) Dafür gibt es zwei bewährte Möglichkeiten: Entweder Sie haben ein sehr breites Bett, das mit einer Längsseite an die Wand grenzt, dann bekommt das Baby seinen Schlafplatz zwischen Ihnen und der Wand. Oder Sie montieren eine Gitterseite vom Babybett ab und rücken es seitwärts direkt an Ihr Bett, wobei Sie die Matratze des Babybetts auf eine Höhe mit Ihrer Matratze bringen. Wenn das Baby eines Tages durchschläft, wird das Seitengitter wieder anmontiert und das Bettchen vom Elternbett weggerückt – ohne große Veränderung für das Baby, denn es schläft nach wie vor auf seiner Matratze.

Das Ergebnis ist in beiden Fällen dasselbe: Ihr Baby liegt sicher und geborgen in seinem eigenen Nestchen an Ihrer Seite, Sie haben beide genug Platz, um in Ruhe zu schlafen, Sie können dem Baby nachts sofort und mühelos die Brust geben, indem Sie sich einfach zu ihm hinüberrollen, und Sie können dann beide direkt wieder weiterschlafen.

Mütter bekommen erwiesenermaßen im Lauf der Nacht dadurch wesentlich mehr Schlaf und obendrein einen deutlich erholsameren, besseren Schlaf. Schläft das Baby nämlich neben der Mutter, passt sich ihr Schlafrhythmus normalerweise dem des Babys an, und das heißt, sie wird nicht mehr so oft aus dem Tiefschlaf gerissen, wenn das Baby aufwacht.

Für den sich entwickelnden Schlaf des Babys ist es wie gesagt das Beste, wenn es jedes Mal möglichst rasch an die Brust kommt und durch die Hungergefühle nicht länger beunruhigt wird. Es liegt jedoch noch ein weiterer, ganz wesentlicher Vorteil

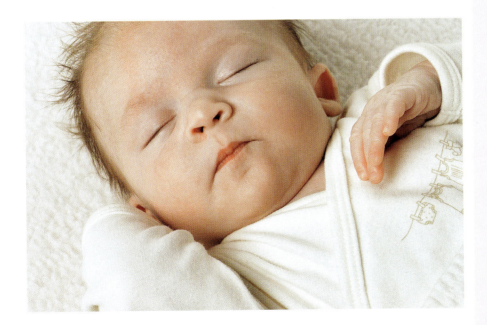

für den Schlaf des Babys in dieser Lösung: Das Baby bleibt dabei nämlich die ganze Nacht einfach liegen, und zwar immer im selben Bett. So kann sich auch nachts ein tiefes Geborgenheitsgefühl bei ihm entwickeln. Es wird nicht mehrmals jede Nacht hochgehoben – ein starker Reiz für den Gleichgewichtssinn! –, aus seinem Bett genommen und dann schließlich wieder hinab auf seine mittlerweile abgekühlte Matratze gelegt. Es wird auch nicht jede Nacht irgendwann ins Elternbett genommen und später möglicherweise wieder zurück ins Kinderbett gebracht. Das alles sind Störungen für seinen unbewussten Orientierungssinn, die sich negativ auf die Schlafentwicklung auswirken.

Und noch etwas: Wenn Sie Ihr Baby nachts aus seinem Bettchen heben, um es im Sessel sitzend zu stillen, oder wenn Sie sich zum Stillen irgendwo anders mit ihm hinlegen, dann vermitteln Sie ihm dabei jedes Mal die Erfahrung, dass es sein Bett verlassen muss, um das angenehme Gefühl des Sattwerdens und diese kuschelige Geborgenheit zu finden. Da sich diese Erfahrung Nacht für Nacht mehrmals wiederholt, prägt sie sich ein – das Baby lernt dabei nichts anderes, als dass es aus seinem Bett hinaus muss, um sich wieder wohlzufühlen. Stellen Sie sich vor, welch einen Unterschied es macht, wenn es diese schönen und wohltuenden Erfahrungen mit seinem eigenen Bettchen verbindet, wo es zwar ein bisschen hin- und hergerückt, aber nicht hochgehoben und herausgeholt wird. Wenn ein Baby die Erfahrung macht, dass es in seinem Bettchen alles bekommt, was es braucht, wird es langfristig auch gerne im Bettchen bleiben. Und wenn es von Anfang an seine eigene, gleichbleibende Schlafumgebung hat, entwickelt es schneller einen besseren Schlaf.

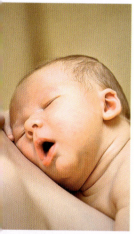

Ein weiterer Schritt zu möglichst ungestörten Nächten: Stillen Sie Ihr Baby jeden Abend, direkt bevor Sie selbst einschlafen. Wecken Sie es anfangs ruhig für diese Mahlzeit. Sehr bald wird sich sein Organismus darauf eingestellt haben und es hat immer um diese Zeit Hunger. Damit gewinnen Sie zweierlei: Erstens sorgen Sie dafür, dass Sie nicht geweckt werden, kurz nachdem Sie zu Bett gegangen sind, denn das ist besonders mühsam. Zweitens haben Sie auf diese Weise richtig viel davon, wenn Ihr Baby beginnt, eine Nachtmahlzeit ausfallen zu lassen und fünf bis sechs Stunden am Stück durchzuschlafen. Diese lange Schlafphase fällt dann nämlich hauptsächlich auf die Zeit *nach* Mitternacht, in der Sie ebenfalls schlafen, und nicht auf die Zeit vor Mitternacht, wo sie Ihnen nur zur Hälfte zugute käme.

Das Baby darf an der Brust einschlafen

Dass ein Baby lernt, allein in seinem Bettchen einzuschlafen, wird leider noch heute vielfach als *das* Wundermittel für ungestörte Nächte gepriesen. Meine Schlafberatungs-Sprechstunden sind deshalb voll mit Müttern, die ein schlechtes Gewissen haben, weil ihr Baby beim Stillen friedlich an der Brust einschläft, sobald es satt ist. Interessanterweise sehe ich aber auch viele Mütter, deren Kinder abends ohne Weiteres in ihrem Bettchen einschlafen – und die dennoch nachts aufwachen und Zuwendung brauchen. Nach vielen Jahren intensiver Schlafberatung ist mir deshalb klar: Für echte Schlafstörungen gibt es eine Vielzahl von Gründen – das sanfte Einschlafen an der Mutterbrust gehört nicht dazu! Im Gegenteil. Ich kann Ihnen mit größter Überzeugung versichern: Das Einschlafen an Mutters Brust oder in Vaters Arm hindert Babys nicht am Durchschlafen. Außerdem: Gehört es nicht zu den wundervollsten Augenblicken, mitzuerleben, wie das Baby sich an der Brust oder im Arm mehr und mehr entspannt und wie es schließlich vertrauensvoll selig in den Schlaf sinkt? Warum sollte man sich diese Freude nehmen, es sind doch gerade solche Glücksmomente, solche Augenblicke tiefster Zufriedenheit, aus denen man neue Kraft schöpft für den anstrengenden Alltag als Eltern.

Nachdem die ersten drei Monate vorüber sind, empfehle ich Müttern gern, darauf zu achten, dass das Baby während des Tages keine Pause von mehr als dreieinhalb bis vier Stunden zwischen zwei Mahlzeiten macht. Notfalls kann es zum Stillen geweckt oder auch im Schlaf gestillt werden, während es träumt.

Denn: Das wachsende Baby muss tagsüber genug zu sich nehmen, damit es in der Nacht allmählich länger schlafen und Mahlzeiten auslassen kann – und Sie wieder mehr Schlaf bekommen!

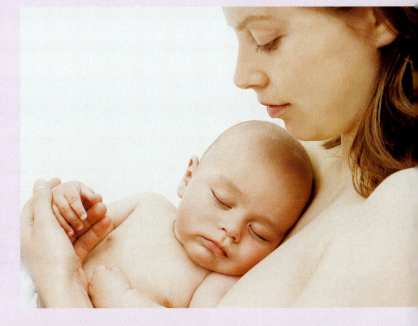

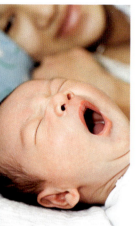

Eine kritische Phase für den Schlaf der ganzen Familie sind die Monate, in denen das Zufüttern von Beikost beginnt. Viele Babys, die bis dahin nachts nur noch einmal gekommen sind oder die schon seit vielen Monaten ganz durchgeschlafen haben, wachen nachts wieder häufiger auf, sobald sie tagsüber »richtig« zu essen beginnen. Es fällt mir in der Schlafberatung deutlich auf, dass dies vor allem dann vorkommt, wenn Stillmahlzeiten in rascher Folge durch Breimahlzeiten ersetzt und das Baby tagsüber innerhalb weniger Wochen abgestillt wurde. Wenn das Essen so gut geklappt hat, sind Mütter meist sehr froh und oft entgeht ihnen der Zusammenhang zu den gestörten Nächten – aber wenn das Abstillen am Tag zu dem Erfolg führt, dass das Baby nachts wieder häufiger an die Brust kommt, ist das eigentlich nicht, was Mütter sich wünschen.

Nicht nur unter ernährungsphysiologischen Gesichtspunkten, sondern auch für den ungestörten Nachtschlaf ist es also wichtig, tagsüber zusätzlich zu den Breimahlzeiten weiterhin die Brust anzubieten und es ganz dem Baby zu überlassen, wann es eine Brustmahlzeit vollkommen durch die Breimahlzeit ersetzt (lesen Sie mehr zur Beikost im nächsten Kapitel, ab S. 126).

In diesem kritischen Alter wächst das Baby kräftig und sein Kalorienbedarf nimmt entsprechend zu. Die Muttermilch stellt sich darauf mit ansteigender Nährwert- und Kaloriendichte ein und sollte den Empfehlungen nach vorerst das Hauptnahrungsmittel des Babys bleiben. Das ist genau der Grund, warum jetzt von »Beikost« die Rede ist, wenn es um Brei & Co. geht.

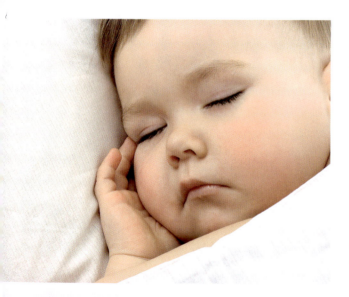

Deshalb lautet mein bewährtester Rat für ungestörte Nächte im zweiten Lebenshalbjahr: Sorgen Sie dafür, dass Ihr Kind tagsüber weiterhin alle zwei bis drei Stunden eine ausreichend sättigende Mahlzeit bekommt. Wie Sie das hinkriegen, wenn sich Ihr Kind sehr leicht ablenken lässt und die Mahlzeiten immer schon nach wenigen Minuten beendet, das lesen Sie im nächsten Kapitel (S. 115 ff. und 127 ff.). Nur dann wird es in der Lage sein, seinen Kalorienbedarf tagsüber zu decken und braucht nicht nachts aufzuwachen, um Versäumtes nachzuholen.

Gut für sich sorgen:
Essen und Trinken in der Stillzeit

Um Ihre gute Figur brauchen Sie sich nach der Geburt keine Sorgen zu machen, wenn Sie Ihr Baby stillen: Ein Teil der Fettpölsterchen, die Ihr Körper sich während der Schwangerschaft zugelegt hat, war von vornherein als Vorrat für den Energieaufwand gedacht, den die Milchbildung jetzt erfordert. Eine Schlankheitsdiät erübrigt sich oftmals, denn beim Stillen bauen sich die überflüssigen Pfunde leichter wieder ab. Deshalb können stillende Frauen viel früher wieder ihre geliebten Sachen aus der Zeit vor der Schwangerschaft tragen als Frauen, die nicht stillen.

Mehr essen für die Milchbildung?

Der Energie- und Nährstoffbedarf ist zwar in der Stillzeit noch höher als in der Schwangerschaft, doch das werden Sie nur teilweise an Ihrem Appetit merken. Denn erstens wird die Nahrung jetzt in Ihrem Darm besser ausgewertet als sonst, weil seine Innenwände sich dafür speziell verändert haben, und zweitens ist Ihr Stoffwechsel jetzt ganz darauf eingestellt, für die Milchbildung die in der Schwangerschaft angelegten Fettreserven heranzuziehen. Dadurch liegt der zusätzliche Kalorienbedarf, solange das Baby voll gestillt wird, nur bei circa 25%. Sie dürfen also während der Stillzeit fünf Löffel Müsli in Ihren Joghurt rühren, wenn Sie vor der Schwangerschaft vier genommen haben – in etwa dieser Relation sättigen Sie Ihren Mehrbedarf an Nährstoffen und werden Ihre Fettpölsterchen aus der Schwangerschaft los.

In Ihrer Ernährung geht jetzt Qualität vor Quantität.

Wenn man wissenschaftlichen Studien Glauben schenkt, lässt sich bei uns in Europa die Menge der Muttermilch durch Essen und Trinken praktisch nicht beeinflussen. Nicht einmal die Wirkung von milchbildenden Getränken ließ sich in bisherigen Studien nachweisen, die Milchmenge wurde damit nicht signifikant gesteigert.

Beruhigend: Auch die hohe Qualität der Muttermilch bleibt fast unbeeinflusst erhalten. Die wesentlichen Nährstoffe, wie beispielsweise Eiweiß und Mineralstoffe, werden stets in einer Menge an die Milch abgegeben, die genau dem Bedarf des Babys entspricht – wäre eine stillende Mutter durch ihre Ernährung beispielsweise nicht ausreichend mit Kalzium versorgt, bekäme das Baby davon dennoch genug. Allerdings würden die Zähne und Knochen der Mutter auf Dauer darunter leiden.

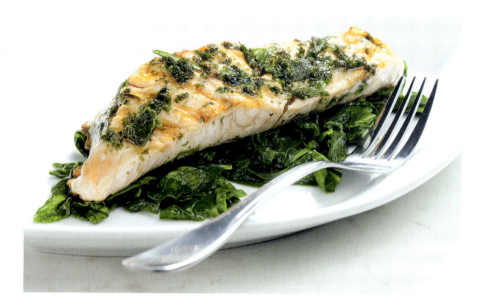

Ein ideales Menü

› Rohkost aus Möhren und Roten Beten mit gerösteten Sonnenblumenkernen und Gomasio (Sesamsalz)

› Zart gebratenes Lachssteak an kurz gedämpftem Spinat, dazu Buchweizennudeln mit Sesamöl

› Honigmelone mit Bananen und Erdbeeren

› Frisch gepresster Orangensaft

Ein wenig anders sieht es jedoch mit dem Vitamin- und Fett-Gehalt der Muttermilch aus, hier hat die Ernährung einen gewissen Einfluss. Etwa ein Drittel der sehr langkettigen, hoch ungesättigten Fettsäuren in der Muttermilch, die so wertvoll für die Gehirnentwicklung des Babys sind, kann direkt aus der momentanen Ernährung der Mutter stammen. Da lohnt es sich, auf hochwertige Fette in der Ernährung Wert zu legen und minderwertige Fette zu meiden. Zu den minderwertigeren Fettsäuren zählen fettes Fleisch und insbesondere das gehärtete Pflanzenfett, dessen Transfettsäuren mittlerweile sogar als gesundheitsschädlich bezeichnet werden. Die New Yorker Gesundheitsbehörde hat unlängst erwogen, Transfettsäuren zu verbieten, wie sie bisher reichlich in industriell hergestellten Pommes frites, Kartoffelchips, billigem Gebäck usw. enthalten sind – versuchen Sie also, darauf zu verzichten.

Hochwertige gesundheitsfördernde Fettsäuren sind enthalten in guten, kaltgepressten Pflanzenölen, in Avocados, in Nüssen und Samen wie Sonnenblumen- oder Kürbiskernen, in fettreichem Fisch wie Lachs, Heilbutt, Makrele und in gutem Gebäck (Zutaten prüfen).

Neben den hochwertigen Fettsäuren spielen die Vitamine in Ihrer Ernährung eine Rolle für einen Teil des Vitamingehalts der Muttermilch. Erhöht ist in der Stillzeit vor allem der Bedarf an B-Vitaminen. Dazu zählt die Folsäure, an der leicht Mangel entsteht, weil sie so luft- und hitzeempfindlich ist. Reich an Folsäure sind Vollkornprodukte, Weizenkeime und viele Gemüsesorten, allem voran Spinat, Endivien, Broccoli, Rote Bete, Wirsing, Rosenkohl, Pastinake, Spargel und Chinakohl (in absteigender Reihenfolge des Gehalts). Durch Kochen sinkt jedoch der Folsäuregehalt in einem Gemüse um die Hälfte. So bekommt man mit einer Portion Karotten-Rohkost oder einem Glas frisch gepresstem Karottensaft fast genauso viel Folsäure wie mit einer Portion gekochtem Wirsing, obwohl Karotten im Vergleich weniger Folsäure enthalten. Reich an Folsäure sind auch Orangen, Honigmelonen, Bananen und Erdbeeren.

Ein weiteres wichtiges Element für die Entwicklung des Babys, dessen Gehalt in der Muttermilch durch die Ernährung der Mutter beeinflusst wird, ist Jod, enthalten in natürlichem Meersalz und Seefisch. Weil die Nahrung in Deutschland generell jodarm ist, wird ärztlicherseits die Einnahme von Jodtabletten empfohlen.

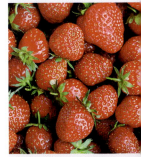

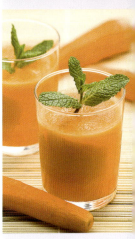

Guter Geschmack

Die unterschiedlichen Geschmacksstoffe aus Ihrer Nahrung bleiben dem Baby in der Muttermilch nicht vorenthalten und führen von Anfang an zu einer größeren *Geschmacksvielfalt* in seiner Wahrnehmung. Dagegen bietet Formulamilch vergleichsweise wenig sensorische Anregung. Dies könnte eine Erklärung dafür sein, dass gestillte Kinder beim Zufüttern von Beikost aufgeschlossener sind für unterschiedliche, neue Lebensmittel als Babys, die an den gleichbleibend einheitlichen Geschmack von Formulamilch gewöhnt sind. Ob das wohl fürs ganze Leben bleibt?

Mein neuer Alltag

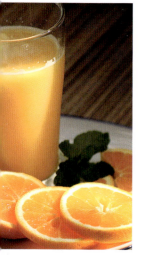

Vegetarisch essen ohne Probleme

Vegetarierinnen beschäftigen sich normalerweise besonders bewusst mit ihrer Ernährung und können ihre Lebensmittel gut so zusammenstellen, dass der Organismus während der Stillzeit alles bekommt, was er braucht, wie beispielsweise genügend Eiweiß. Daneben verdient in der vegetarischen Ernährung auch die Versorgung mit Eisen ein besonderes Augenmerk, da pflanzliches Eisen für unseren Stoffwechsel weniger leicht verfügbar ist als tierisches. Es erleichtert die Aufnahme, wenn eisenreiche Vollkornprodukte oder Gemüse mit Vitamin-C-reichen Früchten, Säften oder Kräutern kombiniert werden – beispielsweise mit ein paar Spritzern Zitronensaft am Salat, frisch gehackter Petersilie über dem Gemüse oder einem Glas frischgepressten Orangensaft als Aperitif. Bei rein veganer Ernährung – also beim Verzicht auf alle tierischen Nahrungsmittel, einschließlich Milch und Eiern – muss Vitamin B12 als Nahrungsergänzungsmittel mindestens einmal wöchentlich eingenommen werden.

Verzicht ist oft unnötig

Es gehört zu den Volksweisheiten, dass eine stillende Mutter unbedingt auf alle Kohlsorten und Hülsenfrüchte verzichten soll, damit ihr Baby keine Blähungen bekommt. Wissenschaftlich war es bisher jedoch nicht nachzuweisen, dass die Gase, welche bei der Verdauung im Darm der Mutter entstehen, auch beim gestillten Kind noch Blähungen hervorrufen. Dasselbe gilt für Zitrusfrüchte. Auch ihr Ruf, den Babypo wund zu machen, ließ sich bisher durch wissenschaftliche Studien nicht bestätigen. Weil gerade die Kohlsorten, Hülsen- und Zitrusfrüchte so wertvoll in der Ernährung sind, wird daher empfohlen, auf überhaupt nichts zu verzichten, sofern nicht die eigene Erfahrung eindeutig dagegen spricht. Grundsätzlich gilt, dass Babys in der Regel alle die Lebensmittel gut vertragen, die in ihrer Heimat üblich sind und von ihren Müttern während der Schwangerschaft genossen wurden.

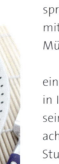

Deshalb: Erst wenn Ihr Baby tatsächlich unter Blähungen oder einem wunden Po leidet, überlegen Sie, welches Nahrungsmittel in Ihrer Ernährung der letzten Tage dafür am ehesten die Ursache sein könnte. Dieses Nahrungsmittel lassen Sie dann weg und beobachten, ob sich die Befindlichkeit Ihres Kindes in den folgenden 24 Stunden dadurch verbessert. Nur wenn Sie dies bejahen können, ist es sinnvoll, auf dieses einzelne Lebensmittel zunächst zu verzichten und nach etwa vier Wochen erneut zu prüfen, ob es immer noch dieselbe Wirkung auf das Baby hat. Wenn nicht, sollten Sie es dann wieder in Ihre Ernährung aufnehmen. Übrigens: Beziehen Sie nicht nur Kohl, Hülsenfrüchte und Zwiebeln in Ihre Überlegungen ein, wenn Ihr Baby unter Blähungen leidet, sondern allem voran auch Kuhmilch. Hinter Verdauungsbeschwerden und Hautreaktionen steht heute immer häufiger eine Allergiebereitschaft. Vielleicht empfiehlt es sich, dies abklären zu lassen, bevor Sie Ihre Ernährung unnötigerweise einschränken.

Allergie-Prophylaxe und Kalzium

Sie können von einer erhöhten Allergiegefährdung bei Ihrem Baby ausgehen, wenn Sie, Ihr Partner oder ein Kind, das Sie bereits haben, unter einer Allergie leidet. Gibt es etwas, das in Ihrer Familie von jemandem nicht gut vertragen wird, dann sollten Sie Ihrem Baby zuliebe auf diese/s Allergen/e jetzt vielleicht auch in Ihrer Ernährung verzichten. Allergene sind Stoffe mit artfremdem Eiweiß, die bei entsprechender Veranlagung die allergische Reaktion auslösen.

Da das häufigste Allergen im Säuglingsalter die Kuhmilch ist, wundert es mich nicht, dass ich immer mehr Mütter sehe, die während der Stillzeit auf Kuhmilch und Kuhmilchprodukte verzichten müssen, um Verdauungsbeschwerden beim Baby zu lindern. Allerdings ist es dann keine leichte Aufgabe, auf ausreichende Kalziumversorgung zu achten. Mit dieser Aufgabe habe ich mich intensiv beschäftigt, denn ich wollte hier gerne eine Lösung finden – und so habe ich entdeckt, dass Sesam das kalziumreichste Lebensmittel überhaupt ist, viel kalziumreicher als Milch. Zum Vergleich: 100 g Sesamsamen enthalten 783 mg Kalzium, 100 g Kuhmilch dagegen 120 mg, 100 g Edamer 678 mg, 100 g Brie 400 mg, 100 g Quark 85 mg und selbst in 100 g gekochtem Grünkohl, dem kalziumreichsten Gemüse, sind nur vergleichsweise geringe 160 mg Kalzium enthalten. Außerdem sehr kalziumreich: Kresse, Hülsenfrüchte inklusive Sojabohnen, Bleichsellerie, Broccoli, Brennnessel(saft) und Endivien.

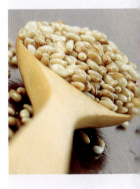

Ein wahrer Schatz an Mineralien und Vitaminen: Sesammus Tahin.

Am besten nimmt man diese mineralsalzreichen Samen als Mus zu sich, ähnlich wie Nussmus. Man kann Sesammus anstelle von Butter unter Honig auf den Vollkorntoast streichen – es heißt auch »Tahin«. Auch in Japan – wo Kuhmilch ein exotisches Lebensmittel ist und Osteoporose dennoch praktisch unbekannt – wird Sesam täglich verwendet, und zwar als Sesamsalz »Gomasio«, das hier in jedem Naturkostladen erhältlich ist, ebenso wie Tahin. Das Beste daran: Sesam enthält nicht nur reichlich Kalzium, sondern auch all die anderen Mineralstoffe, die der Organismus benötigt, um das Kalzium aufzunehmen, beispielsweise Magnesium, Zink u.v.a.m.

Mein neuer Alltag

So viel Zeit muss sein

In den ersten Monaten der Stillzeit fällt den meisten Müttern in Bezug auf ihre eigene Ernährung vor allem eines schwer: überhaupt Zeit zum Essen zu finden, vom Kochen ganz zu schweigen. Doch tatsächlich kann man sich auch mit vielen Kleinigkeiten, die man zwischendurch isst, gut ernähren – man muss nur auf die Qualität achten –, denn es ist wichtig, dass Sie gut bei Kräften bleiben. Vielleicht übernimmt es Ihr Partner gerne als seinen Beitrag zur Stillzeit, dafür zu sorgen, dass bestimmte, vollwertige Lebensmittel immer zur Genüge im Haus sind, die Sie ohne Aufwand zwischendurch essen können.

Hierzu gehören je nach persönlichem Geschmack mehr oder weniger Lebensmittel aus folgender Liste: gutes Brot (bereits geschnitten), Roggenknäcke, Vollkorntoast, Avocados, Tahin, Räucherlachs, Makrelenfilets, Putenbrust, gegrilltes Huhn, Eier, Möhren, Stangensellerie, Sprossen, Käse, Kräuterquark, Joghurt und Butter. Außerdem Obst, Honig, Ahornsirup, Müsli, Bio-Kuchen, Sonnenblumen- und Kürbiskerne, geschälte Mandeln und Walnüsse, Trockenfrüchte wie Aprikosen, Datteln, Rosinen und dazu verschiedene Gemüse- und Obstsäfte, sofern Sie die nicht lieber frisch pressen.

Lust auf Süßes

So, wie während der Schwangerschaft der Appetit auf eiweißreiche Lebensmittel steigt, steigt während der Stillzeit normalerweise die Lust auf Süßes. Das ist logisch, denn die Muttermilch ist sehr reich an guten Zuckermolekülen, welche für die Entwicklung des zentralen Nervensystems nötig sind, die jetzt beim Baby im Vordergrund steht. Auch Ihre Nerven können Stärkung gebrauchen, beispielsweise in Form von »Studentenfutter« – also einer Mischung aus süßen Trockenfrüchten und Nüssen –, das so heißt, weil der Naturzucker in den Trockenfrüchten in Kombination mit den guten Fettsäuren in den Nüssen genau das »Brain-Food« ist, das die Nerven am meisten stärkt. Sie sollen sich also Ihren »süßen Zahn« ruhig gönnen, aber dabei versuchen, möglichst von industriell hergestellten Süßigkeiten umzusteigen auf alles, was von Natur aus süß ist.

Der Grund: Naturbelassene Süßigkeiten sind reich an gesunden Zwei- und Mehrfachzuckern, während Industrie-Sweets hauptsächlich Einfachzucker enthalten. Wenn es aber doch Schokolade sein soll, dann wären in Schokolade gehüllte Nüsse und Trockenfrüchte ein Kompromiss. Ansonsten bitte Vitamin B in Drageeform einnehmen, um Industriezuckersachen teilweise auszugleichen.

Kaffee, Tee und Alkohol

Die anregende Wirkung des Koffeins in *Kaffee* und *Tee* geht durch die Muttermilch auch auf das Baby über, verbieten müssen sich stillende Frauen diesbezügliche Gewohnheiten aber nicht, es sei denn, sie haben ein besonders unruhiges Baby. Dann sollte entweder die Menge reduziert oder zu einer Alternative gegriffen werden: koffeinfreier Kaffee und Tee oder auch Getreide-/Zichorien-/Malzkaffee. Wenn Sie niedrigen Blutdruck haben und Ihr Kreislauf auf eine Anregung angewiesen ist, können Sie sich vielleicht kurze Bürstenmassagen und Wechselduschen angewöhnen, das ist auf Dauer viel gesünder als Koffein. Wer auf eine tägliche Tasse Kaffee nicht verzichten mag, tut gut daran, sie direkt nach einer Stillmahlzeit zu genießen – auch das reduziert die Wirkung auf das Baby.

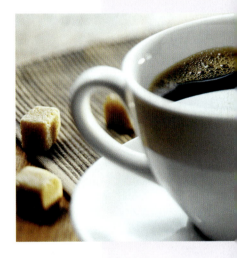

Alkohol ist in kleiner Menge nicht vollkommen verboten. In alten Zeiten wurde stillenden Müttern mancherorts sogar ein Glas Sherry oder Sekt am Abend zur Milchbildung empfohlen, vielleicht hat das über die entspannende Wirkung sogar kurzfristig Erfolg gehabt. Aber: Alkohol geht in die Milch und belastet die Leber des Babys. Es darf zwar ruhig mal ein Glas Wein, Bier oder Sekt getrunken werden, aber bis zum nächsten Stillen sollten dann gute vier Stunden vergangen sein. Eine nette Alternative sind alkoholfreie Cocktails, beispielsweise Pina colada, ebenso wie alkoholfreier Sekt.

In der Stillzeit mal das Glas erheben? Können Sie.

Sie sind auf ein Fest eingeladen und möchten ausnahmsweise einmal nicht nach dem ersten kleinen Glas Wein aufhören müssen? Das ist ohne Weiteres während der Stillzeit möglich. Sie müssen dazu nur wissen, wie lange Sie Ihr Baby nicht stillen dürfen, weil Sie noch *Alkohol* im Blut haben. Bis der abgebaut ist, bekommt Ihr Kind vorher gesammelte Muttermilch aus der Flasche oder, falls es die nicht nimmt, aus einem anderen Gefäß, aus dem es gewöhnlich trinkt.

So berechnen Sie die Stillpause: Der Alkohol aus Ihrem Drink befindet sich nach einer Stunde in Ihrer Blutbahn und geht eins zu eins in die Muttermilch über. Zwei Stunden nach dem letzten Schluck nimmt der Alkoholspiegel wieder ab, und zwar pro Stunde um ca. 0,1 Promille. Man muss also wissen, wie viel *Promille* ein bestimmtes alkoholisches Getränk erzeugt – das lässt sich mit einem Promille-Rechner im Internet herausfinden. Zum Beispiel Wein: Wenn jemand um 18 Uhr ein Glas Wein von 0,2 l trinkt, hat er von 19 bis 20 Uhr ca. 0,3 Promille im Blut. Dann beginnt der Abbau. Um 21 Uhr sind es noch 0,2 Promille, um 22 Uhr noch 0,1 Promille und um 23 Uhr ist der Alkohol vollständig abgebaut. Es darf wieder gestillt werden.

Gut für sich sorgen: Essen und Trinken in der Stillzeit

Abnehmen? Ja!

Von einer gewichtsreduzierenden Diät in der Stillzeit wird leider häufig abgeraten, weil angeblich Schadstoffe aus den mütterlichen Fettspeichern dabei vermehrt in die Muttermilch gelangen könnten. Es gibt jedoch keine wissenschaftliche Grundlage für diese Befürchtung.

Tatsächlich ist es absolut sinnvoll, dafür zu sorgen, dass die zusätzlichen Pfunde aus der Schwangerschaft jetzt wieder von den Hüften purzeln! Idealerweise sollten sie nach etwa derselben Zeit, die es gedauert hat sie anzusammeln, wieder verschwunden sein. Sofern für Sie also circa sechs Monate nach der Geburt Ihr ursprüngliches Gewicht noch in weiter Ferne erscheint, ist ein gezielter Plan zum Abnehmen durchaus empfehlenswert und angesagt. Das Stillen spricht nicht dagegen, die Milchbildung leidet darunter nicht und das Baby erst recht nicht, wenn Sie durch eine vollwertige, aber kalorienreduzierte Ernährung in Verbindung mit regelmäßigem Sport dafür sorgen, ihre überflüssigen Kilos strikt wieder loszuwerden.

Tatsächlich zeigt die Statistik eine erhöhte Wahrscheinlichkeit von lebenslang bleibendem Übergewicht mit all seinen Gesundheitsrisiken bei Frauen, die ihre Schwangerschaftspfunde nicht während der Stillzeit prompt wieder loswerden. Eine Studie aus dem Jahr 2002 zeigte: Im Durchschnitt wogen Frauen, die sechs Monate nach der Geburt ihr Vorschwangerschaftsgewicht wieder erreicht hatten, fünf Jahre später 2,4 Kilogramm mehr als vor der Schwangerschaft. Frauen jedoch, die sechs Monate nach der Geburt ihr ursprüngliches Gewicht noch nicht erreicht hatten, wogen fünf Jahre später im Durchschnitt 8,3 Kilogramm mehr als vor der Schwangerschaft. Nur wenn Frauen stillten, Diät hielten und Sport trieben, verzeichneten sie fünf Jahre später überhaupt keine Gewichtszunahme. In einer schwedischen Klinik für Übergewichtige berichteten 73% der Frauen, dass ihre Gewichtskurve bei jedem Baby nach oben ging und dauerhaft erhöht blieb. Hingegen zeigten in einer amerikanischen Studie die Teilnehmerinnen, die mindestens zwölf Monate stillten und währenddessen einen aeroben Sport trieben, wie Walking, Joggen, Langlaufen, Radfahren usw., keine bleibende Gewichtserhöhung und dies wirkte sich auch 15 Jahre später noch entsprechend positiv aus.

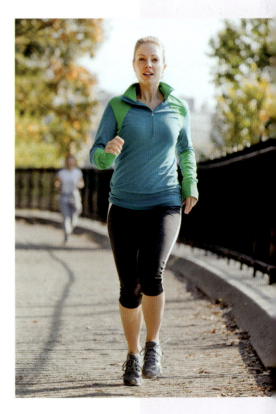

Ein gut sitzender Sport-BH ist beim Laufen ein Muss.

Mein neuer Alltag

»Baby an Bord« – Unterwegs stillen

Im Alltag: Sie können Ihr Baby unterwegs ganz unbemerkt an die Brust nehmen und stillen, indem Sie einfach das Oberteil Ihrer Kleidung von unten her anheben, statt es von oben nach unten oder von der Mitte nach außen zu öffnen. Wenn Sie sich dazu noch hinter einer Zeitschrift »verbergen«, signalisieren Sie außerdem, dass Sie jetzt nicht angesprochen werden wollen.

Auf Reisen: Solange Sie Ihr Baby stillen, haben Sie es auf Reisen noch besonders bequem: Ohne zusätzliches Gepäck und ohne Sorgen um die Hygiene ist immer genug zu essen und zu trinken für Ihr Baby bereit. Im *Flugzeug* erleichtern Sie Ihrem Kind den Abflug und die Landung, wenn Sie es währenddessen stillen. Denken Sie unterwegs bei trockener Luft und Hitze immer daran, selbst ausreichend Wasser zu trinken.

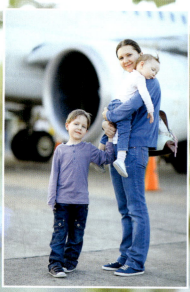

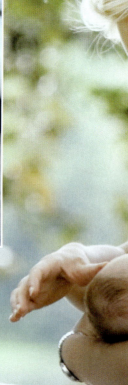

Eltern sein und Liebespaar bleiben

Wenn sich nach der Geburt des Babys allmählich ein neuer Alltag eingestellt hat, wird irgendwann klar, dass sich auch die Partnerschaft in einer gewissen Weise neu einfinden muss. Die Zeiten für spontane Zweisamkeit wirken wie aus dem Leben verschwunden. Alles scheint einem vom Baby vorgegebenen Zeitplan zu unterliegen – wann es eine Mahlzeit braucht, frische Windeln, einen Spaziergang, ein Nickerchen, ein Bad –, seine Bedürfnisse haben Vorrang. Selbst nachts verteidigt das Baby seinen angeborenen Stammplatz neben der Mama. Es hat nicht nur ihre Brust in Besitz genommen durch das anfangs »ständige« Stillen, sondern es deckt sogar anscheinend alle ihre Bedürfnisse nach Zärtlichkeit ab.

Jetzt Papa!

Als Papa sind Sie jetzt unersetzlich: Babys von aktiven Vätern, die gerne für sie da sind, zeigen in Studien schon mit neun Monaten einen Entwicklungsvorsprung. Mit fünf Jahren sind sie selbstständiger und weniger ängstlich, später als Schüler beliebter und als Jugendliche weniger an Drogen interessiert.

Ihre Zeit ist jetzt kostbarer denn je: Können Sie früher zur Arbeit gehen und dafür heimkommen, wenn Ihr Baby noch munter ist? Oder später zur Arbeit gehen und Ihr Baby morgens versorgen? Ein Vater-Kind-Kurs am Wochenende sichert Ihnen Exklusiv-Zeit als Papa und Ihrer Frau eine kleine Auszeit. Karrieresprünge kommen später wieder, Sie erwerben jetzt wichtige soziale Kompetenzen.

Als Ernährer sind Sie jetzt der Chef: Ihre Frau stillt Ihr Baby, »stillen« Sie Ihre Frau: Stellen Sie ihr Getränke und »Brain-food« bereit (siehe Seite 98), damit sie nicht sich selbst vergisst, kochen Sie Mahlzeiten vor, halten Sie den Kühlschrank gefüllt (siehe Tipps Seite 92-98). Liebe geht durch den Magen!

Mein neuer Alltag

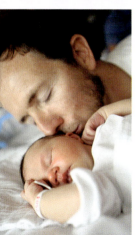

Normalerweise ist ein Mann als Vater eines Neugeborenen sehr darin gefordert, zeitweilige Empfindungen des Ausgeschlossen- oder Überflüssig-Seins und aufkeimende Eifersucht in sich zu beherrschen. Die eigenen Bedürfnisse nach dem gewohnten Körperkontakt mit der Partnerin müssen vorläufig zurücktreten oder werden für eine Weile frustriert – wenn er sie umarmen will, ist sie meistens müde und wünscht sich seine stille Liebe, sein Verständnis, möchte nur noch in den Arm genommen werden, aber nichts weiter. Es braucht in erster Linie Geduld, um schließlich wieder zu gegenseitig befriedigendem Körperkontakt zu finden und im neuen Alltag Raum für die »Rituale« zu schaffen, die dabei helfen, ein harmoniefähiges Paar zu bleiben.

Die gemeinsame Sexualität findet oft neue Ausdrucksweisen, sobald ein Baby da ist. Die Frau hat sich körperlich verändert, beide Partner sind durch das Baby vielleicht empfindsamer geworden. Wenn auch beide wissen, dass es darauf ankommt, die Bedürfnisse des anderen im Auge zu behalten, so braucht es anfangs doch seine Zeit, bis jeder herausgefunden hat, wie das jetzt geht. Während es der Frau oft schwerfällt, beispielsweise zuzulassen, dass der Fokus einmal für eine Stunde nicht auf dem Baby liegt, sondern auf dem Partner, übersieht der Mann möglicherweise, dass sie im Alltag (noch) mehr Beteiligung von ihm braucht, um weniger müde zu sein. Es fällt nicht unbedingt leicht, das nötige Verständnis und die Geduld füreinander jederzeit aufzubringen. Und doch – nur wenig ist wichtiger und wertvoller für ein Kind, als dass seine Eltern sich Zeit füreinander nehmen, um auch darauf zu achten, dass sie ein Liebespaar bleiben.

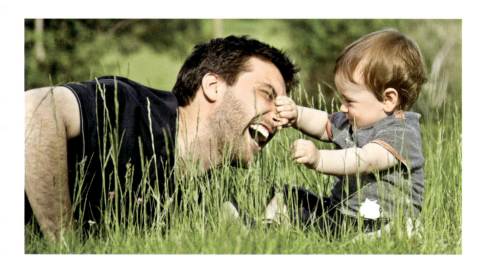

Eltern sein und Liebespaar bleiben

Empfängnisverhütung in der Stillzeit

Damit Ihr Baby nicht schneller als geplant ein Geschwisterchen bekommt, hier ein Überblick zur Verhütung während der Stillzeit:

Das Kondom ist von der Geburt an uneingeschränkt empfehlenswert. Solange der Wochenfluss besteht, sollte es sowieso zum Infektionsschutz angewendet werden.

Die Barriere-Methoden wie Diaphragma, Portiokappe oder lea contraceptivum sind wegen des damit kombinierten, spermienabtötenden Gels erst zu verwenden, nachdem der Wochenfluss versiegt ist. Das gewählte Barriere-Mittel ist nach der Geburt in passender Größe neu anzuschaffen.

Die Spirale ob mit oder ohne Hormone (Kupferspirale), ist während der Stillzeit geeignet, wird jedoch nicht eingesetzt, bevor der Wochenfluss versiegt ist, und frühestens sechs bis acht Wochen nach der Geburt. Die Hormonspirale verhütet mit hoher Sicherheit und enthält nur Gestagen in einer als unbedenklich geltenden Dosierung.

Östrogenfreie hormonelle Mittel wie Minipille, Verhütungsstäbchen (Implantat) oder Dreimonatsspritze kommen durch die reine Anwendung von Gestagen zwar in Betracht, allerdings ist sowohl beim Implantat (Verhütungsstäbchen) als auch bei der Spritze die Hormondosis zu hoch für eine Anwendung während der Stillzeit. Auch bei der Minipille gelangen die Hormone zwar in die Milch und zum Baby, durch die niedrige Dosis kann sie aus ärztlicher Sicht aber während der Stillzeit angewendet werden. Ihr Nachteil: Die meisten Präparate müssen täglich exakt zur selben Zeit eingenommen werden.

Mein neuer Alltag

Natürliche Methoden › wie das Temperaturmessen, die Vaginalschleimbeobachtung oder der »Verhütungscomputer« sind unzuverlässig, solange sich der Zyklus nicht wieder ganz eingependelt hat, also etwa bis zur dritten Regelblutung nach der Geburt. Bei den meisten Frauen ist allerdings der Schlafrhythmus durch das Baby verändert und somit die Morgentemperatur nicht immer aussagekräftig.

Die Laktations-Amenorrhoe-Methode › (LAM) beruht darauf, dass die Milchbildungshormone der stillenden Frau ihren Eisprung verhindern können. Es kommt hier also lediglich das uneingeschränkte Stillen zur Anwendung. Das wird ärztlicherseits als zu unsicher eingeschätzt und nicht empfohlen. LAM soll jedoch – wissenschaftlich evaluiert – zuverlässig wirken, solange 1.) das Baby im drei bis vier Stunden-Rhythmus voll gestillt wird (auch nachts!) und 2.) noch nicht älter ist als sechs Monate und 3.) die Mutter seit der Geburt noch keine Regelblutung hatte.

Östrogenhaltige hormonelle Mittel › wie die klassische Anti-Baby-Pille, der Vaginalring oder das Verhütungspflaster können durch den Östrogengehalt den Milchfluss hemmen und in die Muttermilch übergehen – was nicht gut für das Baby ist. Als Verhütungsmethode sind diese Mittel deshalb in der Stillzeit ausgeschlossen.

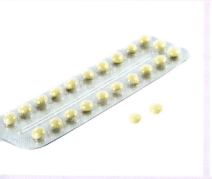 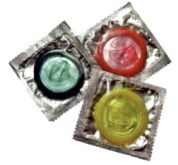 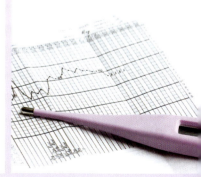

Kein Stress!

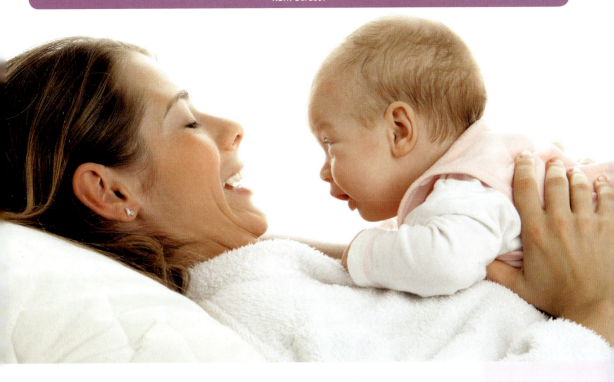

Kein Stress!

Natürlich dauert es eine Weile, bis Sie sich von dem wunderbar durchstrukturierten Alltag, den Sie vor der Geburt hatten, umstellen auf das Leben mit einem Baby, das jede Organisation und Planung täglich neu auf den Kopf stellt. Dafür sorgt allein schon das ungeheuer rasante Wachstum Ihres Kindes im ersten Lebensjahr. Das geht allen Eltern so: Wann immer sie meinen, eine Situation endlich im Griff zu haben, ist schon wieder alles ganz anders – ihr Baby hat sich weiterentwickelt.

Leider ist es in unserer Kultur nicht mehr Brauch, eine Mutter in den ersten Monaten nach der Geburt rundherum zu verwöhnen und sie nichts tun zu lassen, als für ihr Baby da zu sein. Dabei wäre das jetzt genau richtig für Sie, denn, wie Sie jetzt wissen, hat man allein mit der Versorgung des Babys schon alle Hände voll zu tun. Die Überforderung der Mütter ist in unserer Kultur heute sozusagen gesellschaftlich vorprogrammiert.

Mein neuer Alltag

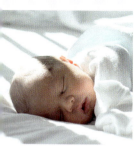

So steuern Sie gegen:

› Nutzen Sie mindestens eine Schlafphase Ihres Babys am Tag, um auch selbst ein Nickerchen zu machen oder sich zumindest doch hinzulegen und auszuruhen. Das hat höchste Priorität!

› Überlegen Sie gut, wen Sie zu sich nach Hause einladen und mit wem Sie sich besser im Café treffen. Wer von sich aus anbietet, ein frisch gekochtes Mittagessen mitzubringen oder auf dem Weg zu Ihnen mit Ihrer Besorgungsliste rasch einkaufen zu gehen, der sei herzlich willkommen. Wer jedoch Bewirtung erwartet, mit dem treffen Sie sich besser außer Haus, und wenn es die Schwiegermutter ist – vor allem, wenn Sie schon der Kontakt allein anstrengt. In einem Lokal können Sie jederzeit aufstehen und sich freundlich verabschieden, das ist ein großer Vorteil!

› Sprechen Sie einmal in einer ruhigen Minute am Wochenende die Haushaltsorganisation mit Ihrem Partner durch und überlegen Sie gemeinsam, was sich noch vereinfachen ließe. Halten Sie sich vor Augen, dass sich die extreme Belastung, die Sie momentan erleben, nur über einen begrenzten Zeitraum erstreckt – so gesehen ist es vernünftig, vorübergehend mehr bezahlte Hilfe in Anspruch zu nehmen.

› Schaffen Sie sich babyfreie Zeiten – einen Nachmittag oder einen Abend pro Woche, an dem Sie ganz alleine für sich etwas unternehmen können und Ihr Baby gut aufgehoben wissen. Das ist das Minimum, zweimal zwei Stunden wären noch besser. Gerade wenn Sie zu den Müttern zählen, die auf den ersten Blick überhaupt keine Möglichkeit dafür sehen – weil Sie alleinerziehend sind oder neu in der Stadt –, dann gehen Sie am besten sofort daran, sich solche Möglichkeiten zu schaffen, denn dann brauchen Sie diese besonders dringend. Laden Sie beispielsweise durch einen Aushang in bestimmten Läden andere Mütter zu einem unverbindlichen Kennenlernen im Café ein mit dem Ziel, sich durch abwechselndes Babysitten gegenseitig Freiräume zu schaffen.

Sport und Fitness

Keine Sorge, nichts spricht gegen Sport in der Stillzeit und bestimmt wird die Milch davon nicht weniger. Auch Leistungssportlerinnen können ihr Baby voll stillen. Wichtig ist jedoch, achtsam mit sich zu sein. Wenn Sie Ihr gewohntes Sportprogramm nach der Geburt wieder aufnehmen: Gehen Sie es anfangs locker an, steigern Sie Ihr Pensum erst allmählich, übertreiben Sie nichts.

› Der beste Wiedereinstieg nach der sportlichen Babypause: gezieltes Beckenbodentraining. Fangen Sie erst dann Ihren Sport wieder an, wenn Ihre Beckenbodenmuskulatur den gewohnten Tonus zurückerlangt hat.
› Verzichten Sie vorläufig noch auf Sportarten, die mit kräftigen Armbewegungen verbunden sind. Eine hohe Belastung der Brust- und Oberarmmuskulatur kann zu Milchstau führen. Ich denke dabei an eine russische Schwimmerin, die mich wegen hartnäckig wiederkehrender Brustentzündungen aufsuchte – sie trainierte im Winter zweimal wöchentlich den Rückenkraul-Schwimmstil. Ich riet ihr zu einer Pause bis zum Sommer und prompt hatte sie dann keine Probleme mehr. Ich denke, das nasse Klima tat ein Übriges dazu.
› Ein genügend großer Sport-BH könnte sich besser eignen als Ihr Still-BH, um Ihrer Brust Halt zu geben – je nachdem, mit welchen Bewegungen Ihr Training verbunden ist. Achten Sie darauf, dass der BH gut sitzt und nirgends einschnürt (Milchstau-Risiko) und tragen Sie vorsorglich gut absorbierende Stilleinlagen.
› Trinken Sie ausreichend, stillen Sie Ihren Durst. Über den Durst zu trinken ist nicht nötig.
› Waschen Sie Ihre Brust mit warmem, klarem Wasser, bevor Sie Ihr Baby nach dem Training stillen, oder duschen Sie kurz. Babys haben einen überaus intensiven Geruchssinn, und Ihr Baby wäre nicht das erste, das die Brust ablehnt, weil sie ungewohnt riecht.
› Sport erhöht den Stoffwechsel, so kann die Muttermilch nach intensivem Training vermehrt Milchsäure enthalten. Das verändert vorübergehend ihren Geschmack und ist für feinfühlige Babys häufig ein Grund, die Brust abzulehnen. Sie warten lieber, bis es wieder schmeckt »wie bei Mama«.

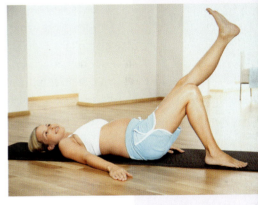

Rückbildungsgymnastik wird in Kursen mit oder ohne Babysitting angeboten.

Mein neuer Alltag

Baby und Beruf – gut unter einem Hut

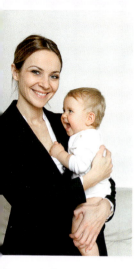

Es war noch nie so leicht wie heute, schon während der Stillzeit an den Arbeitsplatz zurückzukehren. Per Gesetz steht einer stillenden Mutter bezahlte Arbeitszeit zu, um ihrem Baby die Brust zu geben oder die Milch abzupumpen, so lassen sich die Vorteile einer langen Stillzeit voll ausschöpfen. Dazu kommt, dass es mit den heutigen Milchpumpen ganz einfach ist, in einer kurzen Arbeitspause die Milch zu gewinnen, falls man sich nicht für das Stillen mit dem Baby »verabreden« kann. Für den Arbeitgeber ist eine längere Stillzeit mit großen Vorteilen verbunden, dies ist ein schlagendes Argument: Kinder, die mit Muttermilch ernährt werden, sind nachweislich viel seltener krank als andere. Folglich hat eine stillende Mutter auf Jahre hinaus weniger Ausfallzeiten am Arbeitsplatz – sie muss seltener ein krankes Kind pflegen oder zum Arzt bringen als Kolleginnen, die ihr Kind nicht so lange stillen. Übrigens:

Die Dauer der Stillzeit bleibt individuellem Ermessen vorbehalten, das Gesetz enthält keine Aussage dazu.

Darüber hinaus ermöglichen die neuen, flexiblen Elternzeitregelungen Frauen heute einen früheren beruflichen Wiedereinstieg, weil nun endlich auch Väter mehr Möglichkeiten haben, Beruf und Familie zu vereinbaren. So kann etwa der Vater zwei Monate zu Hause bleiben, wenn die Mutter in den Beruf zurückkehrt, oder beide können mit verringerter Arbeitszeit gemeinsam Elternzeit nehmen, um sich zu Hause abzuwechseln. Informieren Sie sich über alle möglichen Varianten unter www.elterngeld.net oder www.familien-wegweiser.de, dem Informationsportal des Bundesfamilienministeriums.

Gesetzlicher Mutterschutz

Das deutsche Mutterschutzgesetz wird heute zu den frauenfreundlichsten in ganz Europa gezählt. Es gilt für alle leiblichen Mütter (nicht also für Adoptivmütter), die in einem Beschäftigungs- oder Ausbildungsverhältnis stehen, ungeachtet ihres Einkommens bzw. der Sozialversicherungspflicht, ihres Familienstandes oder ihrer Staatsangehörigkeit. Damit die Erwerbstätigkeit einer langen Stillzeit nicht im Wege steht und auf die vielen Vorteile der Muttermilchernährung nicht verzichtet werden muss, hat das Gesetz im Hinblick auf eine zeitlich unbegrenzte Stillzeit Folgendes festgehalten:

§6: Regelungen zum Schutz vor gesundheitsgefährdenden Tätigkeiten

Absatz 2 ermöglicht, sich mit ärztlichem Attest »bedingt arbeitsfähig« zu melden. Dann dürfen nur Arbeiten gefordert werden, welche die individuelle Leistungsfähigkeit nicht übersteigen. Absatz 3 untersagt Schwerstarbeit, wie das regelmäßige Heben schwerer Lasten und das Verharren in hockender oder gebückter Haltung, ebenso wie Tätigkeiten, die erhebliches Strecken und Beugen erfordern oder dauerndes Stehen bzw. Sitzen ohne Pausen. Untersagt sind auch Tätigkeiten, bei denen die stillende Mutter mit riskanten Chemikalien, infektionsgefährdenden Stoffen, radioaktiven Stoffen usw. in Kontakt kommt.

§7: Regelungen für zusätzliche Stillpausen

Damit ist es Müttern erlaubt, während der bezahlten Arbeitszeit entweder ihr Baby zu stillen oder die Muttermilch abzupumpen:

(1) »Stillenden Müttern ist auf ihr Verlangen die zum Stillen erforderliche Zeit, mindestens aber zwei Mal täglich eine halbe Stunde oder ein Mal täglich eine Stunde freizugeben. Bei einer zusammenhängenden Arbeitszeit von mehr als acht Stunden soll auf Verlangen zwei Mal eine Stillzeit von mindestens fünfundvierzig Minuten oder, wenn in der Nähe der Arbeitsstätte keine Stillgelegenheit vorhanden ist, ein Mal eine Stillzeit von mindestens neunzig Minuten gewährt werden. Die Arbeitszeit gilt als zusammenhängend, soweit sie nicht durch eine Ruhepause von mindestens zwei Stunden unterbrochen wird.

(2) Durch Gewährung der Stillzeit darf kein Verdienstausfall eintreten. Die Stillzeit darf von stillenden Müttern nicht vor- oder nachgearbeitet und nicht auf die in dem Arbeitszeitgesetz oder in anderen Vorschriften festgesetzten Ruhepausen angerechnet werden.

(3) Die Aufsichtsbehörde kann in Einzelfällen nähere Bestimmungen über Zahl, Lage und Dauer der Stillzeiten treffen; sie kann die Einrichtung von Stillräumen vorschreiben.«

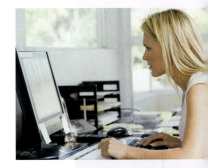

§8: Regelungen zu außergewöhnlichen Arbeitszeiten

Stillende Mütter dürfen nicht mit Mehrarbeit, nicht nachts zwischen 20 und 6 Uhr und auch an Sonn- und Feiertagen nicht beschäftigt werden. Hier gelten jedoch festgeschriebene Ausnahmeregelungen für bestimmte Berufe.

Am Arbeitsplatz: Stillen oder abpumpen?

Nur wer Besuche des Babys am Arbeitsplatz einrichten kann oder wer zufällig in direkter Nachbarschaft zur Arbeitsstätte wohnt, kann die gesetzlich zugesicherten Stillpausen tatsächlich dazu nutzen, dem Baby die Brust zu geben. Doch mit etwas Glück lässt sich vielleicht eine Krippe oder Tagesmutter in der Nähe des Arbeitsplatzes finden. Dann kann man möglicherweise das Baby dort stillen, sowohl direkt vor und nach der Arbeit als auch in der Mittagspause. Es wäre natürlich das Schönste, das Baby während der Arbeitspausen zu stillen, wenn es jedoch nicht möglich ist, wird die Milch stattdessen abgepumpt und das Baby bekommt sie am nächsten Tag mit dem Fläschchen.

Schaffen Sie sich ein ungestörtes Plätzchen zum Abpumpen und machen Sie es sich so bequem wie möglich: Sie sollten sich dort entspannen können. Es ist nicht kitschig, sondern hilft tatsächlich beim »Loslassen« der Milch, wenn Sie sich dabei ein Foto Ihres Babys ansehen und vielleicht auch mit Kopfhörern Ihre Lieblingsmusik anhören. Vergessen Sie auch nicht, etwas zu trinken.

Wie häufig abgepumpt werden muss, hängt vom Alter und den Ernährungsgewohnheiten des Babys ab. Im Prinzip pumpt man zu den üblichen Stillzeiten ab, also so oft, wie das Baby normalerweise an der Brust trinken würde, bzw. so oft, wie es jetzt das Fläschchen bekommt. Dadurch wird automatisch so viel Milch gewonnen, wie das Kind am Tag darauf brauchen wird. Man wird sich wohler fühlen, wenn man zur Sicherheit einen kleinen Vorrat an tiefgekühlter Muttermilch geschaffen hat. Lesen Sie im dritten Kapitel unter *Muttermilch abpumpen und füttern*, S. 78 ff., alles über das Abpumpen, Frischhalten und Füttern von Muttermilch.

Stillen Sie Ihr Baby, sobald Sie von der Arbeit kommen, und gestalten Sie Ihren Tagesablauf so, dass nichts Sie davon abhält, diese gemeinsame Zeit in aller Ausführlichkeit und Ruhe zu genießen. Sie machen damit die vorübergehende Trennung wieder wett, den Verlust des gewohnten Haut- und Körperkontakts während des Tages. Babys, die diesen Kontakt zu sehr vermissen, verlangen oft nachts vermehrt nach der Brust.

Mag Ihr Baby zunächst nicht an die Brust, wenn Sie es nach der Arbeit stillen möchten? Manche Babys lehnen die Brust ab, weil ihre Mutter anders riecht, als sie es gewohnt sind, oder weil die Milch ein wenig ungewohnt schmeckt. Denn nach körperlicher Anstrengung enthält Muttermilch mehr Milchsäure als sonst. In solchen Fällen hilft es, zu duschen und vielleicht etwas Vanillehaltiges zu essen – so ist ein bis zwei Stunden später die Welt wieder in Ordnung.

Abpumpen: Rechtzeitig beginnen

Wenn Sie Ihr Baby noch voll stillen, fangen Sie am besten schon eine gute Woche vor Ihrem ersten Arbeitstag damit an, Milch abzupumpen. So gewöhnen Sie sich rechtzeitig an den Umgang mit der Pumpe und legen gleichzeitig einen beruhigenden kleinen Milchvorrat an. Sie können ein paar Mal täglich nach dem Stillen noch zusätzlich abpumpen, das wird Ihre Milchbildung ein wenig anregen, was jetzt nicht schadet.

Auch das Baby sollte rechtzeitig das Trinken aus der Flasche üben dürfen. Wenn es dabei anfangs den Sauger aus dem Mund schubst, bedeutet das nicht unbedingt Protest gegen die Flasche. Vielmehr müssen Babys für das Trinken aus der Flasche umlernen. Doch sie finden rasch heraus, wie sie ihre Zunge so bewegen können, dass der Flaschensauger im Mund bleibt und etwas hergibt. Wenn Ihr Baby bei Ihnen die Flasche wirklich nachdrücklich ablehnt, weiß es, dass Sie eigentlich etwas Besseres haben, und zeigt so instinktiv ein »Qualitätsbewusstsein«. Viele Babys lehnen die Flasche von der Mutter ab, akzeptieren sie aber von jemand anderem problemlos, wenn die Mutter nicht da ist.

Babys akzeptieren die Flasche viel eher, wenn Mama wirklich weg ist.

Spontaner Milchfluss, schwankende Mengen

Solange das Baby voll gestillt wird, spüren viele Mütter trotz der Entfernung, dass ihre Brust ganz von selbst aktiv wird, wenn ihr Kind gerade sein Fläschchen trinkt – die innere Nabelschnur ist hier noch voll intakt. In diesem Fall ist ein fester Rhythmus des Babys von großem Vorteil, damit bestimmte Termine nicht auf die Stillzeiten gelegt werden. Sonst könnte es sein, dass mitten in der Besprechung die Brust »überläuft«. Lässt sich die Teilnahme an einer längeren Konferenz nicht vermeiden und reicht die Auffangkapazität Ihrer Stilleinlagen erfahrungsgemäß nicht aus, gibt eine »Milchauffangschale« für alle Fälle Sicherheit. Das ist eine Art doppeltes Kunststoffhütchen, das auch ein wenig mehr auslaufende Milch aufnimmt. Mütter, die zweimal täglich oder noch häufiger abpumpen, bemerken vielleicht, dass sie nachmittags etwas weniger Milch haben als vormittags und zum Ende der Arbeitswoche hin etwas weniger als am Wochenanfang. Solche Schwankungen sind ganz normal und kein Grund zur Sorge. Während des Wochenendes, an dem das Baby nach Herzenslust ausgiebig gestillt werden kann, regeneriert sich die Milchbildung wieder.

> *Eine »Milchauffangschale«* lässt sich durch ihre körpergerechte Form unauffällig im BH tragen. Sie schützt Sie bei wichtigen beruflichen Terminen oder längeren Konferenzen davor, dass spontan fließende Milch eindeutige Flecken auf Ihrer Bluse macht. Wenn Sie zusätzlich noch eine Jacke darüber tragen, kann eigentlich nichts schiefgehen.

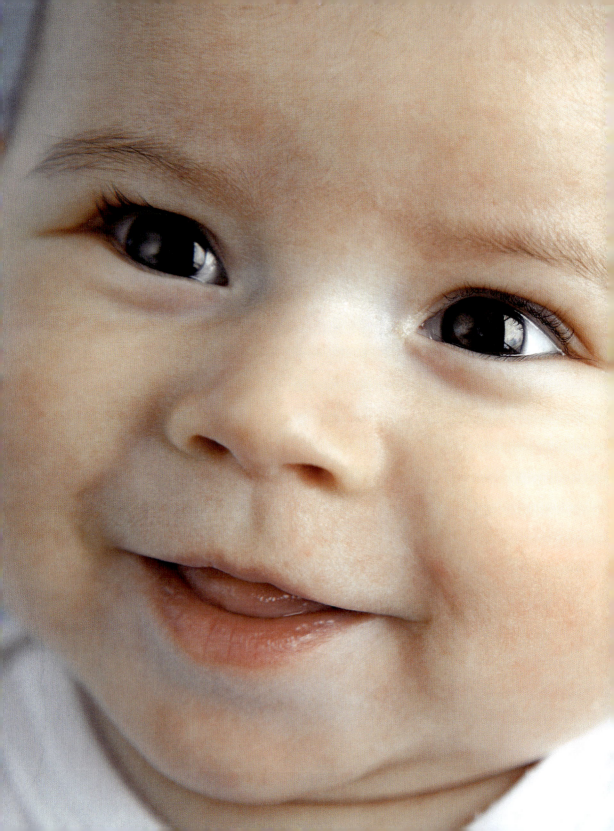

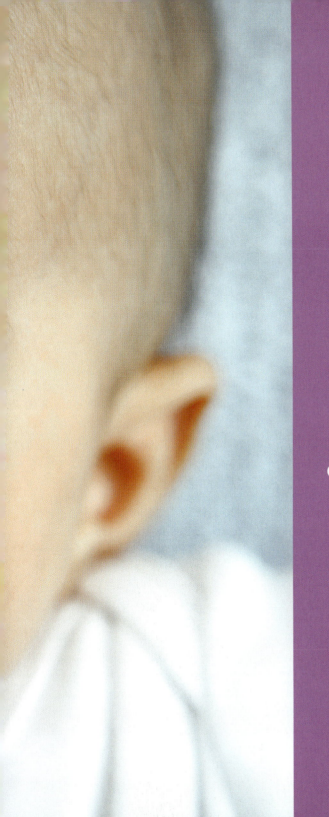

Das Baby wird größer

Stillen im Verlauf der Monate

Erster bis dritter Monat: Zeit für uns

Es ist vollkommen richtig, dass Sie jetzt stets sofort auf die Bedürfnisse Ihres Babys eingehen. Denn die ersten drei Monate im Leben gelten als »Nachbrüte«-Phase: Ihr Baby verbringt am besten noch die meiste Zeit im Körperkontakt mit Ihnen und wird rund um die Uhr nach Bedarf gestillt. Das ist wichtig, weil der Mensch physiologisch unreif zur Welt kommt und in den ersten drei Lebensmonaten grundlegende Reifungsprozesse nachholt. In der unmittelbaren Nähe zur Mutter findet ein Baby die günstigsten Bedingungen dafür vor. Keine Sorge also: Man kann ein kleines Baby nicht verwöhnen. Bis zur Geburt wurde das Baby stetig und sozusagen »intravenös« mit Nährstoffen versorgt, in den ersten Wochen danach ist sein Magen noch klein, es ist vorerst auf häufige Mahlzeiten angewiesen.

Ein gleichbleibender Rhythmus kommt erst später.

Wichtig ist das »Cluster-Feeding« in den ersten Monaten, die gehäuften kleinen Mahlzeiten, die sich – meist am Abend – über mehrere Stunden hinziehen. Manche Mütter beschreiben es mir so: »Ab fünf Uhr nachmittags brauche ich meinen BH drei Stunden lang fast nicht zumachen, so oft will es trinken.« Ich beobachte, dass es nicht selten den Platz der berüchtigten abendlichen »Schreistunde« einnimmt, die im zweiten und dritten Lebensmonat sonst so typisch ist – es hat also etwas Gutes. Sollten Sie es als anstrengend empfinden, trösten Sie sich: Nichts ist in dieser Zeit von langer Dauer, auch wenn es Ihnen so vorkommen mag.

Die Brust macht am Ende des dritten Monats eine vielleicht unmerkliche, aber dennoch große Veränderung durch. Der Milchspendereflex verändert sich manchmal so plötzlich, dass das Baby an der Brust völlig irritiert reagiert – es erkennt sozusagen »seine« Brust nicht wieder. Es kann eine ganze Minute länger dauern, bis die Milch geflossen kommt. Manche Babys reagieren »beleidigt«, wenden sich ab und gehen in Stillstreik (mehr dazu auf S. 161). In der Stillberatung höre ich jetzt: »Hilfe, ich habe nicht mehr genug Milch.« Aber es stellt sich heraus, dass die Milchmenge vollkommen reicht – das Baby trinkt nicht öfter als vorher, auch nachts nicht, es hat so viele nasse und volle Windeln wie immer, es ist nicht quengeliger, also wird es eindeutig satt. Was die Mutter meint, ist etwas anderes. Ihre Brust wirkt auf einmal nicht mehr so prall gefüllt vor der Mahlzeit wie bisher. Sie bleibt weich, man kann nicht mehr an der Größe erkennen, welche Seite als erste an der Reihe ist. Das ist eine typische Beschreibung der einfachen Tatsache, dass die Anfangszeit vorbei ist, in der die Brustdrüsen verstärkt durchblutet und mit Lymphe umspült werden. Das ist jetzt einfach nicht mehr nötig, das pralle Gefühl lässt nach – ein Zeichen dafür, dass sich das Stillen eingespielt hat.

Vierter bis sechster Monat: Die Welt ruft!

Im vierten Monat entdecken viele Babys ihr Interesse für die Welt. Wissenschaftler erklären dies mit einem Schub in der Gehirnentwicklung am Ende des dritten Lebensmonats. Danach sind die Sinnesorgane besser »verschaltet« im zentralen Nervensystem, das Baby erlebt eine gesteigerte und erweiterte Wahrnehmung – das ist spannend! Allerdings lassen sich die meisten Babys auf einmal beim Trinken sehr stark ablenken, kein Geräusch entgeht ihnen, alles ruft ihre Aufmerksamkeit auf den Plan, das ist durchaus nervenaufreibend für die Mutter. Manchmal muss sie sich regelrecht in ein anderes Zimmer zurückziehen, damit das Baby trinkt, wenn es ganz schlimm ist, muss sie tagsüber mit dem Baby zu Hause bleiben für die Stillmahlzeiten. Aber auch das ist nur eine kurze Phase, wie fast alles in diesem Alter. Zusätzlich zu diesen »Rückzugsmethoden« kann es auch helfen, dem besonders ablenkbaren Baby beide Seiten in rascherem und häufigerem Wechsel während der Mahlzeit anzubieten. Natürlich werden manche Babys im fünften oder sechsten Monat auch schon schneller satt – sie trinken kräftiger und effektiver als früher. Wenn die Abstände zwischen den Mahlzeiten bisher sehr kurz waren, könnten sie jetzt länger werden – es sei denn, das Baby trinkt nachts viel seltener. Indem Sie darauf achten, dass Ihr Baby tagsüber weiterhin mindestens alle drei Stunden an die Brust kommt, machen Sie es ihm eher möglich, nachts durchzuschlafen – es muss dann nicht nachts an der Brust nachholen, was es im Eifer des Tages versäumt hat.

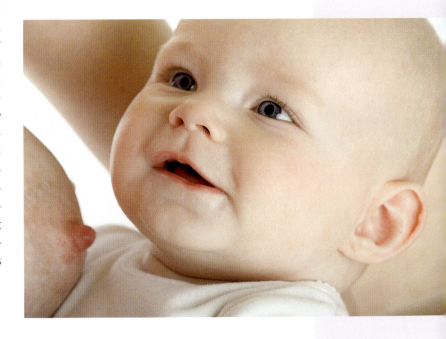

Wie lange stillen?

Die Weltgesundheitsorganisation, UNICEF und die Nationale Stillkommission in Deutschland unterzeichneten gemeinsam mit 30 internationalen Einrichtungen die »Innocenti-Deklaration«, in der es heißt:

> ❯ *»Säuglinge sollten bis zum Alter von vier bis sechs Monaten* ausschließlich mit Muttermilch ernährt und anschließend neben angemessener, ausreichender Beikost weiterhin gestillt werden bis zum Alter von zwei Jahren oder darüber hinaus.« (http://www.unicef.org/programme/breastfeeding/innocenti.htm)

Bei der weltweiten Betrachtung aller dokumentierten Kulturen zeigt sich eine durchschnittliche Stilldauer von 30 Monaten. Das Stillen eines Kleinkinds, zusätzlich zu anderer Nahrung, ist deshalb keineswegs sonderbar, sondern entspricht vollkommen dem »arttypischen« Ernährungsschema beim Menschen.

> ❯ *Die Muttermilch* schenkt nicht nur dem Baby, sondern zweifellos auch dem Kleinkind überaus wertvolle, bioverfügbare Nährstoffe und Vitamine. Viele davon erreichen wieder hohe Werte wie zu Beginn der Stillzeit. Diese wissenschaftlich erwiesenen Fakten stehen in deutlichem Gegensatz zu dem, was Müttern gegenüber leider noch häufig behauptet wird, wie »Ihr Kind ist ja jetzt so groß, da ist Ihre Milch wertlos«.

> ❯ *Auch der Immunschutz,* den ein Kleinkind durch einige Schlucke Muttermilch täglich erhält, ist absolut nicht zu verachten – gerade in diesem Alter, in dem der kleine Mensch sich neue Welten erobert, wird sein eigenes reifendes Immunsystem dadurch äußerst wirksam unterstützt.

> ❯ *»Das Recht der Frauen,* zu jeder Zeit an jedem Ort zu stillen, wenn es erforderlich ist, muss geschützt werden.« (Europäischer Aktionsplan Stillen, EU-Konferenz 2004). http://www.ilca.org (unter: Resources – International/Regional Documents – German.)

Siebter bis zwölfter Monat: Bereit für neue Erfahrungen

Das zweite Lebenshalbjahr ist eine Zeit, die dem Baby viele aufregende neue Erfahrungen bringt. Intensiv übt es sich motorisch und erreicht immer wieder neue Meilensteine, neue Dimensionen und Horizonte. Damit einher wächst selbstverständlich der Nahrungsbedarf und die Muttermilch passt sich entsprechend an – ohne dass Sie einen Gedanken daran verschwenden müssten, nehmen die Kalorien- und Nährstoffdichte in Ihrer Milch vollkommen bedarfsorientiert immer zur rechten Zeit in der rechten Weise zu. Sogar tageszeitabhängig variieren die Nährstoffe in der Muttermilch, beispielsweise verändert sich ihr Gehalt an hochwertigen Fettsäuren. Der kann abends fast doppelt so hoch sein wie morgens.

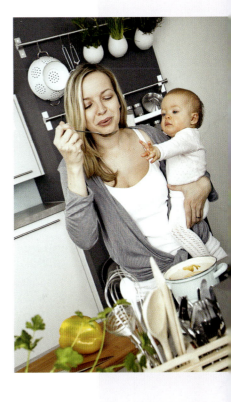

Irgendwann in dieser Zeit wird Ihr Kind Appetit auf neue Lebensmittel entwickeln. Davor hat es Ihnen vielleicht schon zu verstehen gegeben, dass es mal probieren möchte, so zu essen wie Sie – aber nennenswerte Mengen nehmen die meisten Babys erst zu sich, nachdem sie ein halbes Jahr alt sind. Dann kann das Zufüttern richtig beginnen. Wie Sie am besten vorgehen und das Füttern mit dem Stillen kombinieren, lesen Sie ab S. 126 ff. Andererseits: Falls Ihr Baby zu den »späten« Essern gehört, machen Sie sich bitte keine Sorgen. Richten Sie jedoch Ihr Augenmerk unbedingt auf Ihre eigene Ernährung, damit Sie weiterhin gut bei Kräften bleiben. Ähnlich wie eine Leistungssportlerin muss auch eine stillende Mutter besondere Rücksicht auf ihren erhöhten Einsatz nehmen. Es ist sicher keine schlechte Idee, sich ausgesprochen hochwertig zu ernähren und die Ernährung außerdem mit speziellen Produkten zu ergänzen, welche die Nerven stärken. (Meine Tipps dazu finden Sie im Kapitel *Gut für sich sorgen: Essen und Trinken in der Stillzeit*, S. 91.)

Nutzt Ihr Baby tagsüber seine Mahlzeiten gut, sättigt es sich dabei ausreichend? Oder trinkt es nur das Nötigste, um einigermaßen satt zu sein und schnell wieder weiter»arbeiten« zu können? Das erkennen Sie an seinem Trinkverhalten in der Nacht. Wenn Sie den Eindruck haben, dass Ihr Kind nachts mehr trinkt als tagsüber, dann sollten Sie den Spieß umdrehen. Wie bereits beschrieben: Stillen Sie mindestens im Drei-Stunden-Takt oder öfter, wechseln Sie während der Mahlzeit mehrmals die Seiten (immer wenn das konzentrierte Trinken aufhört). Gewähren Sie Ihrem Kind eine Pause und bieten Sie die Brust nach circa fünf Minuten erneut an, nach dem Motto: Jeder Schluck zählt. Schauen Sie auf die Uhr und stellen Sie sich auf eine Mahlzeit von mindestens 20 Minuten ein – in dieser Zeit bieten Sie immer wieder die Brust an, oft trinken Babys dadurch wesentlich mehr als vorher. Ich erlebe das in der Stillberatung häufig, wenn eine Mutter mir erzählt, dass ihr Kind schon nach fünf Minuten fertig ist. Das kann ein Missverständnis sein, das Kind hat vielleicht nur eine Pause gebraucht und trinkt danach noch einmal kräftig weiter. Statt fünf Minuten dauern die Mahlzeiten dann wieder länger – dafür ist nachts Ruhe. Ein Handel, von dem beide, Mutter und Kind, sehr profitieren.

Nach dem zwölften Monat: Stillen, solange es Freude macht
Wissenschaftliche Erkenntnisse bestätigen den hohen Wert des Stillens und der Muttermilch für die Entwicklung des Kindes im zweiten Lebensjahr und danach. Eine lange Stillzeit hat vielseitige positive Auswirkungen. Auch die Ausbildung des Immunsystems und damit die Gesundheit überhaupt wird davon nachhaltig gestärkt. Für diesen Effekt reicht es aus, wenn das Baby ein- oder zweimal am Tag gestillt wird. Je seltener das Kind trinkt, desto mehr sind die Immunstoffe übrigens in der Muttermilch konzentriert.

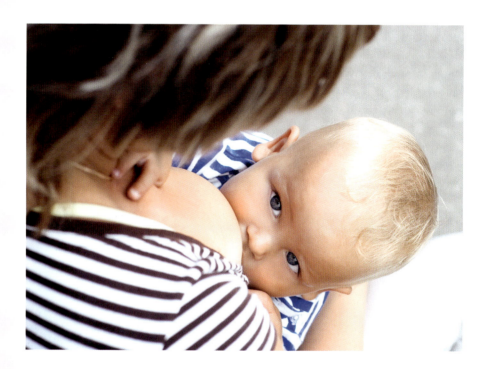

Im Alter von 1,5 Jahren erhält ein stillendes Kind 25% mehr Energie als ein nicht gestilltes, und das bei gleicher sonstiger Nahrungsmenge. Später beträgt das Plus immer noch 17%. Im zweiten Lebensjahr trinkt ein Kind, das zusätzlich zur Familienkost noch gestillt wird, im Durchschnitt etwa 500 ml pro Tag. Dadurch wird der kindliche Eiweißbedarf bereits zu 38% gedeckt und der Bedarf an Vitamin A zu 100%. In Entwicklungsländern wurde festgestellt, dass nichtgestillte Kinder einem sechs- bis achtfach erhöhten Risiko, an einer Vitamin-A-Mangel-Erkrankung des Auges (Xerophtalmie) zu erkranken, ausgesetzt sind als gestillte Kinder.

Ein halber Liter Muttermilch täglich deckt im zweiten Lebensjahr den kindlichen Bedarf an Vitamin C zu 95%. Schon zum ersten Geburtstag hin ist die Vitamin C-Konzentration in der Muttermilch 3,3 mal höher als im mütterlichen Blut. Auch wenn eine Mutter selbst niedrige Vitamin C-Werte hat, wird dieses Vitamin in ihrer Milch bis zu 6-12fach angereichert. Stillkinder erhalten dadurch deutlich mehr Vitamin C als Kinder, die stattdessen vitamin-versetzte Formulamilch bekommen. Auch B-Vitamine erhält ein Kleinkind reichlich über die Muttermilch, sein Bedarf an Niacin wird in diesem Alter noch zu 41% gedeckt, an Folsäure zu 26% und an Riboflavin zu 21%. Gut abgedeckt ist auch die Versorgung mit Mineralsalzen durch das zusätzliche Stillen im zweiten Lebensjahr, beispielsweise sichert es dem Kleinkind schon fast die Hälfte, nämlich 44%, seines Tagesbedarfs an Kalzium. Auch mit Eisen ist ein Stillkind besser versorgt als ein nichtgestilltes Kind. Zwar enthält Muttermilch weniger Eisen als Kuhmilch, doch Kuhmilch-Eisen wird nur zu 10% aufgenommen. Muttermilch-Eisen hingegen wird wegen seiner besseren Bioverfügbarkeit zu etwa 70% absorbiert und schenkt dem Kind Gesundheit und Kraft.

Muttermilch ist und bleibt der Goldstandard.

Für das Kleinkind ist die Brust längst nicht mehr nur zum Hungerstillen da, sie ist immer öfter auch seine »Ladestation« zum Krafttanken zwischendurch. Es ist erstaunlich und vollkommen unvergleichlich, wie schnell sich ein kleines Kind an der Brust regenerieren kann – bevor es angedockt hat, war es quengelig, genervt und reizbar, wenige Sekunden später ist es wieder zufrieden, liebenswert und bereit zu neuen Abenteuern. Was für eine Erfahrung – durch den kurzen, innigen Kontakt mit dem Menschen, den es am meisten liebt und dem es am meisten vertraut, so einen Energieschub zu erfahren. Ich freue mich immer darüber, wenn ich das miterlebe, denn ich denke daran, dass kleine Kinder aus Erfahrung lernen, aus wiederholten Erfahrungen umso mehr – so sammelt ein Kind bei diesen kurzen Stillminuten emotionales »Kapital«, von dem seine Beziehungsfähigkeit ein Leben lang profitiert.

Das Baby wird größer

Je länger ein Kind gestillt wird, desto stabiler ist es auch Jahre später noch

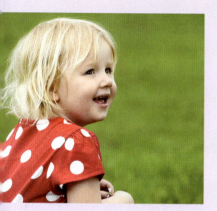

Seit Längerem beobachte ich die Ergebnisse der Raine-Studie, die seit 1989 am Telethon Institute for Child Health Research in Perth, Australien, durchgeführt wird. Sozusagen nebenbei liefert diese Langzeitstudie immer wieder neue Fakten dafür, dass eine lange Stillzeit sich noch bei Jugendlichen und jungen Erwachsenen positiv bemerkbar macht. So wurde beispielsweise festgestellt, dass länger gestillte Babys sowohl in Bezug auf ein niedrigeres Krankheitsrisiko als auch auf den Intelligenzquotienten bessere Werte aufwiesen als kürzer gestillte Babys – und die Ergebnisse waren umso besser, je länger die Kinder gestillt wurden. Erst im Januar 2010 veröffentlichte die Leiterin Dr. Wendy Oddy wieder ein neues Ergebnis: Eine längere Stillzeit zeigt noch im Jugendalter signifikante Vorteile für die psychische Gesundheit. Von 2366 teilnehmenden Kindern wurden 11% nicht gestillt, 38% wurden weniger als sechs Monate gestillt und etwa die Hälfte der Kinder wurde länger als sechs Monate gestillt. Ehemals gestillte Jugendliche wiesen deutlich geringere Werte in den Kategorien von straffälligem, aggressivem und unsozialem Verhalten auf, außerdem zeigten sich diese Kinder generell weniger depressiv, ängstlich oder zurückgezogen. Kinder, die kürzer als sechs Monate gestillt worden waren, hatten im Vergleich zu Kindern, die länger als sechs Monate gestillt worden waren, im Alter von zwei Jahren ein 52% höheres Risiko für psychische Probleme und Verhaltensauffälligkeiten, im Alter von sechs Jahren ein 55% höheres Risiko, mit acht Jahren ein 61% höheres Risiko und mit zehn Jahren ein 37% höheres Risiko. Die positiven Ergebnisse blieben auch nach Einbeziehung von familiären Einflussfaktoren wie Einkommen, Bildung usw. konstant. Fazit von Dr. Oddy: »Es gibt seit Langem zahlreiche Belege für den Nutzen des Stillens in der frühen Säuglingszeit, aber die Bedeutung dieser Studie liegt darin, dass sie die anhaltenden Vorteile einer längeren Stillzeit zeigt. Die Ergebnisse sind eine starke Aufforderung zur Unterstützung stillender Mütter. Die ganze Gesellschaft profitiert davon, wenn Müttern geholfen wird, länger zu stillen.« (http://www.rainestudy.org.au/)

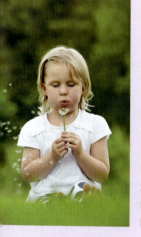

Leider treffen Mütter, die ihr Kleinkind stillen, noch vielerorts auf Unverständnis bis hin zu Ablehnung – nicht nur an öffentlichen Plätzen, sondern auch in der Familie und im Bekanntenkreis. Lassen Sie sich bitte nicht verunsichern, wenn Sie Ihr Kind stillen, solange es Ihnen beiden Spaß macht – Sie tun das Beste für Ihr Kind!

Die ersten Zähnchen

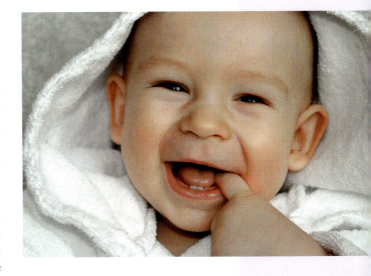

Babys lernen automatisch, ihre Mundmuskulatur beim Trinken an der Brust so zu bewegen, dass die Mutter die Zähnchen beim Stillen nicht spürt. Wenn ein Baby doch einmal aus Versehen auf die Mamille beißt, steckt eine motorische Fehlreaktion dahinter. Wie kommt es dazu? Ein Baby beispielsweise, das gerade lernt, vom Löffel zu essen, wird an der Brust vielleicht intuitiv zu kauen versuchen, wenn es den Milchfluss anregen möchte. Das kann gegen Ende einer Stillmahlzeit sein, wenn die Milch nur noch verzögert fließt. Die Mundmotorik wird dann sozusagen kreativ, wenn auch auf unerwünschte Weise – doch dafür kann das Baby nichts. In der akuten Situation nehmen Sie Ihr Baby sofort von der Brust und sagen eindrücklich »Nein« zu ihm. Danach lassen Sie es weitertrinken, damit es aus dem Geschehenen lernen kann.

Eine Mutter hat mir einmal gesagt, sie drücke sofort ihr Baby ganz fest an die Brust, wenn es sie beißt, weil sie so am schnellsten erreicht, dass das Kind seinen Mund öffnet und die Brust loslässt. Ansonsten hilft es zu beobachten, in welchen Situationen dem Baby dieses Missgeschick passiert, um es zukünftig möglichst zu vermeiden.

Stillen fördert die Zahngesundheit

Die Entwicklung des Gebisses wird durch das Trinken an der Brust günstig beeinflusst, das Stillen ist der Ausbildung der Kiefer äußerst dienlich. Das Zusammenspiel der einzelnen orofazialen Muskelgruppen wird dabei so effektiv und physiologisch sinnvoll unterstützt, dass nur die Brust als wirklich kiefergerecht bezeichnet werden kann. Bei gestillten Kindern zeigt sich daher eine besonders gute Kieferentwicklung. Gebissregulierungen und andere kieferorthopädische Maßnahmen werden seltener gebraucht als bei Kindern, die im Säuglingsalter nicht gestillt wurden.

Die gesamte Mundmotorik entwickelt sich durch das Stillen optimal, sodass logopädische Therapien unter (ehemals) gestillten Kindern weniger häufig nötig sind. Anders gesagt: Wenn nur kurz oder gar nicht gestillt wird, erhöht sich das Risiko für Zahnfehlstellungen und aller damit verbundenen Probleme.

Aber wie sieht es mit Karies aus? Man weiß aus Studien, dass Milch die Zähne vor Karies schützt, weil sie mit ihrem hohen Gehalt von Phosphor und Kalzium den Zahnschmelz stärkt. Man weiß aber auch, dass es dem Zahnschmelz unweigerlich schadet, wenn er »ständig«, also über Stunden hinweg, von einer anderen Flüssigkeit als Speichel umgeben ist, sei es von Apfelschorle, von Milch oder selbst von Wasser. Fazit: Es tut den Zähnen nicht gut, wenn Kinder »dauernuckeln«, egal was sie nuckeln und auch, ob sie an der Flasche oder an der Brust nuckeln. Hat Ihr Kind schon seine Backenzähnchen und gehört es zu denen, die nachts noch sehr häufig an der Brust trinken, dann sollten seine Zähne regelmäßig kontrolliert werden. Ich kenne Kinder, deren Zähne letztlich nur geschützt werden konnten, indem ihnen nächtliches »Dauernuckeln« abgewöhnt wurde, aber ich sehe deutlich mehr Kinder, bei denen dies den Zähnen überhaupt nicht schadet. Die Entstehung von Karies hängt von vielen Faktoren ab, das ist sicher, und Zahnpflege ist nur ein Teil davon. Einen ganz wesentlichen Einfluss hat die Ernährung der Mutter schon von der Schwangerschaft an.

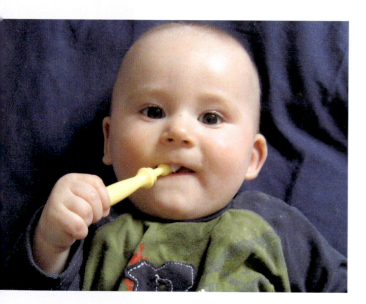

Die erste Zahnpflege

Vor dem ersten Geburtstag genügt es, die Zähnchen Ihres Babys mit einem Wattestäbchen zu reinigen. Im zweiten Lebensjahr bekommt es seine erste Mini-Zahnbürste und darf gemeinsam mit Ihnen die Verwendung vor dem Spiegel üben.

Muttermilch: All-Heilmittel in der Babypflege

Auch äußerlich angewendet ist die antibakterielle und entzündungswidrige Heilkraft der Muttermilch von vielfältigem Nutzen in den Babyjahren:

Bei Pickelchen im Gesicht – in den ersten Lebenswochen durch den angeregten Stoffwechsel eine normale Erscheinung – kann man deren Heilung beschleunigen, indem man sie täglich mit Muttermilch betupft (vorher die Hände waschen!).

Im Babybad ist Muttermilch eine Wohltat für die Haut. Das ist die ideale Verwendung für »veraltete« Muttermilch im Tiefkühlschrank! Schon fünf Esslöffel genügen für die Babybadewanne. Lässt sich so viel einmal nicht erübrigen, gönnen Sie Ihrem Baby eine Waschung mit verdünnter Muttermilch – ein Esslöffel Milch in einer Schale warmen Wassers genügt und hilft bei schuppiger Haut und Neigung zu Ekzemen.

Bei wundem Po machen sich die wundheilenden Eigenschaften der Muttermilch ebenfalls gut: nach der Reinigung mit warmem Wasser Muttermilch auf der geröteten Haut vertupfen und eintrocknen lassen. Erst danach Salbe auftragen.

Bei Schnupfen spritzen stillende Mütter einfach ein paar Tropfen Muttermilch in die kleine Babynase – damit kann das Baby rasch wieder freier atmen.

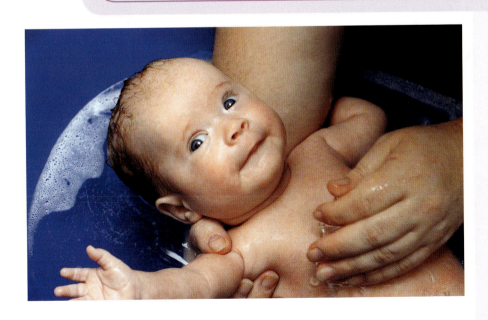

Die normale Gewichtszunahme

Die meisten Babys nehmen während ihrer ersten Lebenstage etwa 5 bis 7% ihres Geburtsgewichts ab und erreichen dieses wieder nach zehn bis vierzehn Tagen (siehe auch das Kapitel *Ein guter Start / Normale Symptome der Anfangszeit*, S. 36). Dies gilt als unbedenklich und normal. Nimmt ein Baby mehr ab oder erreicht es sein Geburtsgewicht langsamer, wird die Hebamme rechtzeitig geeignete Maßnahmen empfehlen, oder die Eltern holen frühzeitig Hilfe in Form einer fachkompetenten Still- und Laktationsberatung.

Während der ersten drei bis vier Lebensmonate wächst das Baby am schnellsten und nimmt durchschnittlich zwischen 450 und 900 Gramm pro Monat zu. Das geht im vierten und fünften Monat auf 340 bis 570 Gramm pro Monat zurück. Ungefähr mit einem halben Jahr haben die meisten Babys ihr Geburtsgewicht verdoppelt. Wenn sie so weitermachen würden ... aber ab dem sechsten Monat nehmen Babys »nur« noch 170 bis 340 Gramm pro Monat zu. Mit einem Jahr wiegen die meisten Babys das Zweieinhalbfache ihres Geburtsgewichts und sind in der Länge im Durchschnitt um ca. 50% gewachsen, während ihr Kopfumfang etwa um ein Drittel zugenommen hat.

Bei den vorgesehenen kinderärztlichen Untersuchungen werden das Längenwachstum, das Gewicht und der Kopfumfang Ihres Babys gemessen und entlang vorgegebener Linien in das gelbe Untersuchungsheft eingetragen. So lässt sich mit einem Blick sehen, wie sich das individuelle Wachstum in Relation zum Durchschnitt verhält. Das heißt aber: Ein Baby von kleinen oder zierlichen, schlanken Eltern wird sich in der jeweiligen Kurve an der untersten Linie befinden oder etwas darunter, das entspricht seiner genetischen Veranlagung und ist vollkommen gesund. Gleichwohl neigen alle Menschen dazu, den Durchschnitt als das Optimum zu verstehen und es als negativ zu werten, wenn die Durchschnittskurve nicht erreicht wird – ebenso wie alles Überdurchschnittliche als positiv empfunden wird.

In der Gewichtsentwicklung ist dies eine fragwürdige Beurteilung. Es ist wissenschaftlich belegt, dass flaschenernährte Babys im Schulalter doppelt bis fünfmal so häufig übergewichtig und fettsüchtig sind als gestillte Kinder. Diese Tendenz besteht offenbar bereits im ersten Lebensjahr. Deshalb empfiehlt die WHO ab 2006 neue Gewichtskurven, in denen die gesunde Gewichtsentwicklung gestillter Babys nicht mehr als »schlechter« und frühzeitige Neigung zu Übergewicht flaschenernährter Babys nicht mehr als »besser« erscheint. In einer Untersuchung an Babys zwischen

Die normale Gewichtszunahme

dem vierten und zwölften Monat wurde nämlich festgestellt, dass gestillte Babys in diesem Zeitraum langsamer zunehmen als flaschenernährte Babys und dass sie an ihrem ersten Geburtstag insgesamt schlanker sind. Es wurde außerdem festgestellt, dass einjährige Babys von Muttermilch etwa 20% weniger trinken als von Formulamilch. Die Studie zeigte übrigens keine Unterschiede im Längenwachstum und in der Zunahme des Kopfumfangs.

Sie brauchen Ihr Baby zu Hause nicht zu wiegen. Es genügt vollkommen, wenn dies während der vorgesehenen kinderärztlichen Untersuchungen geschieht. Um sicher zu sein, dass Ihr Baby an der Brust genug bekommt, zählen Sie seine nassen Windeln sowie seine Stuhlwindeln. Nach der ersten Woche produziert ein gesundes Baby, das normal gedeiht, mindestens sechs nasse Windeln pro Tag und hat bis zur sechsten Woche mindestens zweimal täglich Stuhlgang, danach einmal täglich oder seltener. Für ein gestilltes Baby kann es ganz normal sein, dass es nur alle paar Tage Stuhlgang hat, doch dann sollte die Windel jedes Mal ordentlich voll sein. Wenn Ihr Baby weniger nasse und volle Windeln hat, sprechen Sie bitte mit Ihrer Kinderärztin und mit Ihrer Hebamme oder Stillberaterin darüber.

Die Windeln zeigen, wie viel Ihr Baby trinkt: Was unten herauskommt, muss oben hineingekommen sein.

Abgesehen von den Windeln können Sie immer auch auf das Aussehen Ihres Babys achten, insbesondere auf die Haut. Trinkt ein Baby nicht genug, wird seine Haut fahl und trocken und wenn Sie auf dem Handrücken die Haut zu einer Falte heben, glättet sie sich nach dem Loslassen nicht sofort wieder. Ansonsten gilt: Ein interessiertes und aktives Baby, das sich wohlfühlt, normal entwickelt und die normalen Ausscheidungen hat, trinkt mit großer Sicherheit genug, auch wenn seine Gewichtsentwicklung nicht überwältigend ist.

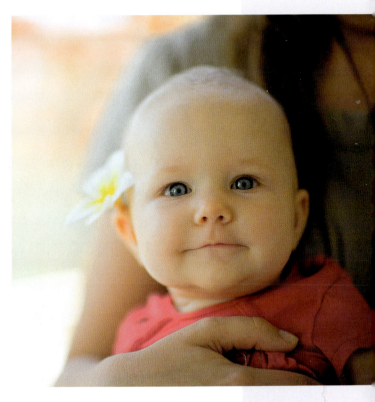

Das Baby wird größer

Das Baby mag jetzt »richtig« essen

Es ist so weit!
Wenn Ihr Baby Ihnen mit deutlichen Gesten und Blicken zeigt, dass es sich für Ihr Essen interessiert, dürfen Sie dies als ein Signal dafür sehen, dass bald eine neue Entwicklungsepoche beginnt. Ich sage »bald«, denn selbst wenn Ihr Baby aufmerksam jeden Bissen verfolgt, den Sie zum Mund führen, heißt das nicht unbedingt, dass es auch tatsächlich gleich essen möchte. Aber es beginnt, dies zu erwägen. Vielleicht mag es Sie zunächst einfach einmal nachahmen, mit einem leeren Löffelchen in der Hand. Nach dem vierten Lebensmonat spricht grundsätzlich nichts mehr dagegen, dass Ihr Baby gelegentlich etwas anderes probiert als seine Milch. Zeigt es von sich aus kein Interesse, können Sie warten, bis es

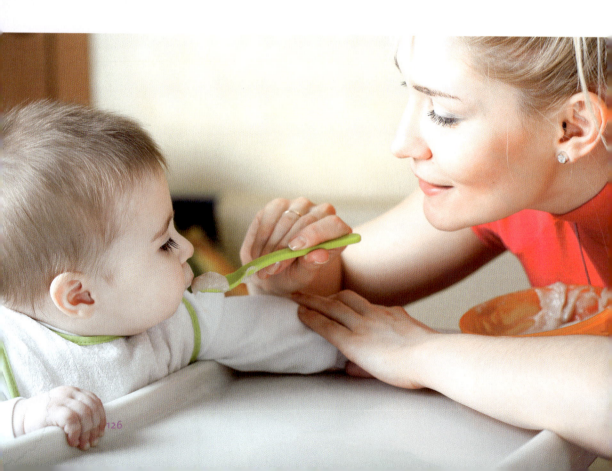

etwa im siebten/achten Monat gestützt aufrecht sitzen und die Hand zum Mund führen kann, bevor Sie ihm Beikost anbieten. Hat es keine Lust darauf oder nur sehr wenig, macht es überhaupt keinen Sinn, es vom Essen überzeugen zu wollen, das Kind hat keinen Vorteil davon.

Auf den eigenen Appetit zu hören ist von Anfang an ebenso wichtig wie die Wahrnehmung des eigenen Sättigungsgefühls. Unser Appetit ist Ausdruck einer wunderbaren und äußerst wichtigen körpereigenen Regulation. Bei Babys funktioniert diese Regulation noch ausgezeichnet – helfen Sie Ihrem Kind, sich diese zu erhalten! Davon hat es sein Leben lang Gewinn. Dagegen ist es für sein Leben vollkommen unbedeutend, ob und wie viel es mit sieben oder mit elf Monaten gegessen hat. Wenn unsere Kinder auf die Welt kommen, gibt es so viele Dinge, die sie noch nicht können – sie können noch nicht laufen, noch nicht sprechen, wir müssen sie wickeln, baden, an- und ausziehen, herumtragen usw. – aber eines können unsere Kleinen von Anfang an perfekt: zeigen, dass sie hungrig sind, und zeigen, dass sie satt sind. Das ist eine Kernkompetenz. Und Menschen haben von Anfang an Freude an dem, was sie schon können, Kompetenzen sind eine Quelle des Selbstwertgefühls. Auch aus diesem guten Grund ist es so wichtig, dass Eltern sich in der Einführung von Beikost ebenso wie beim Füttern am Kind orientieren. Übrigens: Die Einführung von Beikost ist nicht dasselbe wie Abstillen (mehr dazu auf S. 136), sondern ist einfach eine Erweiterung des Speisezettels für Ihr Kind.

Was sagen die Fachverbände?

»Wir plädieren dafür, die Empfehlung, sechs Monate ausschließlich zu stillen, beizubehalten, da damit kein erhöhtes Risiko für Allergien und Zöliakie zu erwarten ist. Demgegenüber steht bei einer Empfehlung für früheres Zufüttern ein Risiko für ein verfrühtes Abstillen mit dementsprechend erhöhtem Risiko für Infekte und SIDS und im späteren Leben einem erhöhten Risiko für Adipositas, einer schlechteren psychomotorischen Entwicklung und ungünstigeren Kieferentwicklung, einem erhöhten Risiko für Diabetes mellitus und möglicherweise für kardiovaskuläre Erkrankungen beim Kind, einem erhöhten Risiko für Mammakarzinom, Ovarialkarzi-

Ab wann darf oder soll das Baby essen?

Aus gesundheitlichen Gründen dürfen Sie Ihr Baby erst andere Lebensmittel probieren lassen, sobald es vier Monate alt ist, also ab dem fünften Lebensmonat. Bis dahin verträgt es nur Muttermilch oder Formula-Anfangsnahrung gut, seine *Stoffwechselorgane* wären von anderer Nahrung noch überfordert. Wann das Baby nach Ablauf dieser ersten vier Monate mit dem Essen beginnen sollte, ist genauso einfach zu beantworten: sobald es Appetit hat.

nom und Osteoporose bei der Mutter und einer schlechteren Mutter-Kind-Bindung mit einem erhöhten Risiko für Verwahrlosung.«

Januar 2010, Arbeitsgemeinschaft freier Stillgruppen AFS und La Leche Liga Deutschland e.V., unterstützt von Aktionsgruppe Babynahrung AGB, Ausbildungszentrum für Laktation und Stillen, Berufsverband Deutscher Laktationsberaterinnen BDL, Deutscher Hebammenverband DHV, Europäisches Institut für Stillen und Laktation des VELB, Fortbildungszentrum Bensberg am Vinzenz Palotti Hospital, Verband Europäischer LaktationsberaterInnen VELB.

So essen Babys gerne

Richten Sie sich beim Füttern ganz nach Ihrem Baby. Stillen Sie es anfangs immer vorher, damit es nicht zu hungrig ist, um Spaß bei diesem Experiment zu haben. Setzen Sie Ihr Kind so in einen Hochstuhl oder auf Ihren Schoß, dass Sie in sein Gesicht sehen und seine Mimik gut wahrnehmen können. Auf diese Weise sehen Sie deutlich, ob es Interesse an dem Essen hat, das Sie ihm anbieten: Macht es den Mund weit auf, sobald es den Löffel kommen sieht, ist das ein unmissverständliches »Ja bitte«. Wenn es hingegen die Lippen aufeinanderpresst und den Kopf abwendet, heißt das ebenso unmissverständlich »Nein danke«. Werden aber seine Geschmacksnerven einmal von einem Löffelchen mit Brei unangenehm überrascht, dann verzieht es reflexartig das Gesicht, spuckt das Essen heftig aus und sieht Sie verwundert oder weinend an.

Füllen Sie die ersten Löffelchen nur zur Hälfte oder noch weniger und zeigen Sie das Essen dem Baby. Erst wenn es den Mund aufmacht, führen Sie den Löffel zu seinem Mund und geben ihm das Essen. Denken Sie daran, dass jedes Baby am Anfang erst einmal die richtigen Mundbewegungen einüben muss, damit es von einem Löffel auch etwas aufnimmt. Wenn Ihr Kind bei den ersten Löffelchen den gesamten Inhalt umgehend wieder aus dem Mund hinausbefördert statt tiefer hinein, heißt das nicht zwangsläufig, dass Ihr Kind dieses Essen nicht mag. Eher bedeutet dies, dass sein Zungenschiebereflex noch ein wenig zu aktiv ist, das gibt sich mit der Zeit.

Sobald Ihr Baby eine nennenswerte Menge seines Essens genießt, füttern Sie es fortan vor dem Stillen. Es darf so viel Beikost essen, wie es mag, und anschließend an der Brust trinken, bis es satt ist. So können Sie vollkommen sicher sein, dass Ihr Baby alles bekommt, was es für sein Wohlbefinden und Gedeihen braucht. Vielfältige Enzyme in der Muttermilch helfen seinem Organismus, das meiste aus der Beikost herauszuholen und sie gut zu verwerten. Sprich: Sie sättigt und nährt Ihr Kind dadurch

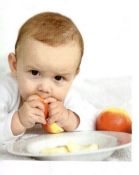

besser. Erst wenn Ihr Baby eines Tages von sich aus nach dem Brei nicht mehr an die Brust will, ist diese Stillmahlzeit ganz durch eine Beikostmahlzeit ersetzt. Natürlich brauchen Sie darauf nicht zu warten, bevor Sie die zweite und dritte Mahlzeit (siehe unten) anbieten.

Hilfe, mein Baby mag nicht essen!

Gehört Ihr Baby zu den Kindern, die noch mit neun Monaten keinen rechten Appetit haben und deshalb nie mehr als ein, zwei Löffelchen essen? Dann ist es das Wichtigste für Sie, Ihr Kind nicht mit anderen zu vergleichen. Stärken Sie bitte Ihr Vertrauen in Ihr Kind: Dass es so wenig Brei essen mag, ist ein Zeichen für seinen vorerst noch sehr geringen Bedarf an diesem Nährstoffangebot. Ihr Wunsch, dass es doch genauso »gut« essen soll wie die anderen Kinder, ist verständlich – und doch spielt das Essverhalten jetzt einfach noch keine Rolle, solange Ihr Baby gut an der Brust trinkt und sich gut entwickelt. Denken Sie daran: Es geht um »Spuren«elemente, nicht um große Mengen, denn Muttermilch ist das Hauptnahrungsmittel für Säuglinge im gesamten ersten Lebensjahr. Durch neue Studien ist gesichert, dass gesunde Babys auch länger als sechs Monate lang ausschließlich gestillt werden können, ohne irgendeinen Mangel zu erleiden.

Sie dürfen jedoch mit der Konsistenz experimentieren – dicker oder flüssiger bis hin zum Karotten- oder Fruchtsaft – mit dem Geschmack – süßer – und auch mit der Temperatur – vielleicht mag Ihr Baby seinen Brei etwas wärmer oder kühler? Vielleicht gehört Ihr Baby auch zu jenen, die nur essen, was sie sich selbst in den Mund stecken können. Dann bieten Sie ihm ganz besonders weich gedünstete Gemüse- oder Fruchtstückchen unpüriert an. Gut geeignet: Kürbis, Pastinake, Apfel, Birne. Oder machen Sie seinen Getreidebrei so dick, dass es ihn sich von den Fingerchen schlecken kann. Andererseits könnten Sie den Brei auch dünner machen, so wie etwa eine Kartoffelcremesuppe, und probieren, ob Ihr Kind den aus einem Glas nimmt, das es selbst mit beiden Händen halten kann (während Sie es

Was bekommt Ihr Baby zu essen?

> Bieten Sie Ihrem Baby immer nur *ein einziges* weiteres Lebensmittel pro Woche neu an, damit Sie eine möglicherweise auftretende Unverträglichkeit zuordnen können – erkennbar an einer gestörten Verdauung oder an Hautreaktionen wie Pickelchen oder Wundsein.

> Wenn Sie verschiedene Lebensmittel für Ihr Baby zu einem Brei vermischen, bieten Sie ihm diese vorher auch einmal *einzeln* an, lassen Sie es die verschiedenen Gemüse-, Obst- oder Getreidezutaten geschmacklich und in ihrer unterschiedlichen Konsistenz kennenlernen.

> Salz, Kristallzucker, Honig, Gewürze oder andere *Zusatzstoffe* für das Baby erst verwenden, wenn es über ein Jahr alt ist.

Das Baby wird größer

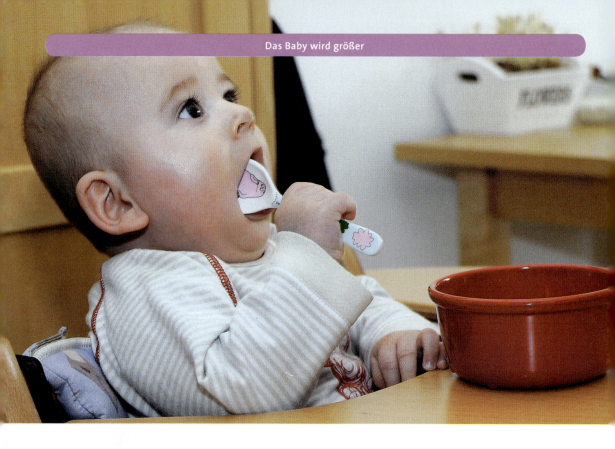

Ein Baby sollte selbst bestimmen dürfen, was und wie viel es isst

Konzentrieren Sie sich gemeinsam mit Ihrem Baby auf das Essen, verzichten Sie auf *Ablenkungsmanöver,* um Ihr Kind zu manipulieren. Das Baby darf das Essen zwar spielerisch anfassen, um mit allen Sinnen zu be»greifen«, was es da zu sich nimmt, aber es soll nicht mit anderen Dingen spielen, um nebenher gefüttert werden zu können. Das würde schlechte Essgewohnheiten kultivieren.

Verlassen Sie sich darauf, dass ein Baby in diesem Alter sehr kompetent zeigen kann, ob es etwas essen möchte, wie viel es essen möchte und wann es genug hat. Respektieren Sie Ihr Baby und erkennen Sie seine *Kompetenz* an, damit stärken Sie sein Selbstbewusstsein. Es lernt dann, sich auf sein Gefühl zu verlassen – das ist eine Eigenschaft, die ihm ein Leben lang von großem Nutzen sein wird! Ist das nicht viel wichtiger als die Frage, wie viel Brei es heute isst?

Das Baby mag jetzt »richtig« essen

von unten sicher in der Hand haben). Im achten bis neunten Monat entwickeln Babys die Fähigkeit zu rhythmischen Kaubewegungen und können festere Nahrung schon gut zwischen den Zahnleisten oder am Gaumen mit der Zunge zerdrücken. Es ist gut, wenn das Baby die Gelegenheit bekommt, diese neuen Fähigkeiten jetzt auch zu üben.

Etwa ab dem zehnten oder elften Monat entdecken auch Langsamstarter oft ihren Appetit. Babys dürfen jetzt nach und nach immer mehr vom normalen Familienessen bekommen und brauchen entsprechend weniger speziellen Babybrei oder sie mögen ihn weniger fein püriert. Es genügt, das Essen fürs Baby mit der Gabel zu zerdrücken. Aber Ihr Baby zeigt Ihnen, welche Konsistenz es mag. In diesem Alter dürfen Sie Ihrem Baby anstelle des Getreide-Obst-Breis kleine, rindenlose Brotstückchen anbieten, zusammen mit einem Kräutertee aus der Schnabeltasse und weich gedämpften Fruchtstücken oder Bananenscheiben als Nachtisch. Das Brot kann mit Butter, Avocado oder Nuss- oder

Selber kochen – oder lieber Gläschen?

Entscheiden Sie sich in dieser Frage wirklich ganz so, wie es Ihnen lieber ist. Viele Mütter bevorzugen *Selbstgekochtes,* weil sie dabei auf unerwünschte Zusätze verzichten können. Andere entscheiden sich gegen Gläschen, weil sie Konservennahrung (zumindest als alleinige Nahrung) auch für sich selbst ablehnen. Außerdem ist man beim Selberkochen vor unguten Überraschungen sicher – wie z.B. die Nachricht von Glassplittern in Biogläschen, die Mütter 2010 in Angst und Schrecken versetzte. Wenn Sie zu *Gläschen* greifen, lesen Sie die Verbraucherinformationen sorgfältig und wählen Sie ein Produkt ohne unnötige Zusätze (Molkeneiweiß, Magermilchpulver, Bindemittel, Süßungsmittel wie Saccharin, Vitamine, Zucker als Maltose, Fructose, Maltodextrin, Glucose usw.). Dazu gehört für ein gestilltes Kind auch Kuhmilch. Müssen es in der eigenen Küche unbedingt *Bio-Zutaten* sein? Nein. Sie haben zwar die geringsten Pestizidrückstände, aber die Kontrollen in Deutschland stehen in so gutem Ruf, dass Bio fürs Baby nicht vorgeschrieben ist. Aber natürlich leisten Sie mit dem Kauf von Bio-Lebensmitteln auch einen Beitrag zum Erhalt einer gesunden Umwelt. Übrigens: Durch Einfrieren im Eiswürfelbehälter lässt sich Babybrei in kleinsten Mengen auftauen.

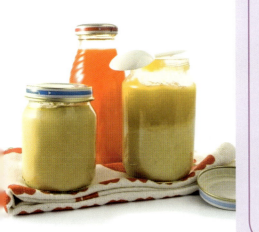

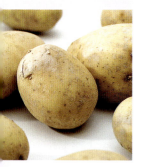

Kartoffelbrei schmeckt der ganzen Familie.

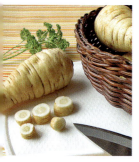

Beliebtes Wurzelgemüse: Pastinaken.

Sesammus (Tahin – das kalziumreichste Nahrungsmittel überhaupt) bestrichen sein. Zum Ende des ersten Lebensjahres hin vertragen Babys schon fast alle Lebensmittel. Gewöhnen Sie sich beim Kochen an, erst zuletzt zu salzen und zu würzen, nachdem die Portion für das Baby abgezweigt worden ist. Achten Sie weiterhin darauf, dass Ihr Baby häufig genug etwas zu essen bekommt: Es braucht drei Hauptmahlzeiten und zwei Zwischenmahlzeiten, so wie das übrigens auch für Sie empfohlen wird.

Grundrezepte

Das deutsche Forschungsinstitut für Kinderernährung (FKE) hat Empfehlungen für das erste Lebensjahr entwickelt, die nicht nur die ernährungsphysiologischen Bedürfnisse, sondern auch die Entwicklungsphasen von Kindern im ersten Lebensjahr berücksichtigen. Die folgenden Angaben und Rezepte entsprechen diesen Vorschlägen.

Als erster Brei wird bei uns traditionsgemäß ein einzelnes Gemüsepüree angeboten, z.B. Karotte. Als zweites Lebensmittel empfehlen die FKE-Expertinnen Kartoffel hinzuzufügen und als drittes – allerdings nur dreimal pro Woche – ein wenig Fleisch (siehe Rezept unten). Kartoffeln werden vom FKE wegen ihres höheren Nährstoffgehalts gegenüber Nudeln und Reis empfohlen. Diesem Schema folgend bieten Sie Ihrem Baby also in der ersten Beikostwoche puren Karotten-Brei, in der zweiten und dritten Woche Karotten-Kartoffel-Brei und ab der dritten Woche außerdem an jedem zweiten Tag Karotten-Kartoffel-Fleisch-Brei an.

Wer seinem Kind kein Fleisch geben mag, braucht sich auch nicht zu sorgen. In diesem Fall empfiehlt das FKE, stattdessen feine Hirse- oder Hafer-Vollkornflocken mit etwas Obstsaft zur besseren Eisenaufnahme hinzuzufügen.

Gemüse-Kartoffel-Fleisch-Brei

60 g Gemüse, 40g Kartoffeln und 20g Fleisch in wenig Wasser sehr weich dünsten, fein pürieren und mit ½ Teelöffel hochwertigem Pflanzenöl verfeinern. Bei einer größeren Menge achten Sie auf dasselbe Gewichtsverhältnis der Zutaten zueinander. Lässt sich gut tiefkühlen, z.B. im Eiswürfelfach für Miniportionen.

In der vierten Beikostwoche kann entweder ein weiteres Gemüse oder lieber schon der zweite Brei angeboten werden. Neben Karotten und Kartoffeln vertragen die meisten Babys im ersten Lebensjahr auch Zucchini, Pastinaken, Kürbis, Erbsen, Blumenkohl, Broccoli, Knollenfenchel oder Kohlrabi sehr gut.

Als zweiter Brei kommt abends ein Getreidebrei ins Angebot. Im Hinblick auf die Kalziumversorgung wird zwar im Allgemeinen immer noch Kuhmilch für die Zubereitung dieses Getreidebreis empfohlen, aber leider ist Kuhmilch mittlerweile zum häufigsten Nahrungsmittelallergen bei Säuglingen im ersten Lebensjahr geworden. Das FKE empfiehlt deshalb, bei allergischer Veranlagung für die Getreidebreibereitung statt Kuhmilch abgepumpte Muttermilch oder H.A.-Nahrung (Hypoallergene Formula-Milch) zu verwenden. Wenn man jedoch bedenkt, dass sich heute schon bei jedem zehnten Baby ohne Veranlagung eine Allergie entwickelt, verzichtet man im ersten Lebensjahr lieber ganz auf Kuhmilch. Außerdem ist ein Baby ausreichend mit Kalzium versorgt, solange es noch mehrmals täglich an der Brust trinkt. Warum sollte man sich also die Mühe machen, Muttermilch abzupumpen und an den Brei zu mischen, wo sie doch dem Baby viel hygienischer direkt von der Brust in den Mund fließt? Da ist es viel gesünder, den Brei mit Wasser oder Kräutertee zuzubereiten. Fügen Sie den Obstsaft erst in der nachfolgenden Woche hinzu, nachdem Sie gesehen haben, dass Ihr Baby das Getreide gut verträgt, und warten Sie wieder eine Woche, bevor Sie den Brei mit Mandelmus anreichern. Statt Hirseflocken eignen sich auch andere Getreidesorten, doch Hirse enthält das meiste Eisen und schmeckt den meisten Babys.

Getreide-Brei

2 Esslöffel feine Hirseflocken in 200 ml Wasser oder Fencheltee einrühren, kurz aufkochen, zehn Minuten nachquellen lassen und mit 2 Esslöffeln Birnensaft (oder anderem Fruchtsaft) sowie ½ Teelöffel Mandelmus verfeinern.

Als dritter Brei ergänzt vormittags oder nachmittags ein Getreide-Obst-Brei die Ernährung des Babys mit weiteren Vitaminen und Spurenelementen. Nehmen Sie zunächst Birnenpüree, wenn Ihr Baby schon mit Birnensaft vertraut ist. Später können Sie ihm nach und nach andere Obstsorten anbieten, beispielsweise Apfel, Aprikose, Banane oder Kirsche. Anstelle von Vollkorn-Getreideflocken (Hafer, Hirse, Reis) können Sie auch Vollkorn-Grieß oder Vollkorn-Zwieback verwenden, wenn Ihr Baby die Konsistenz mag.

Getreide-Obst-Brei

2 Esslöffel feine Getreideflocken in 100 ml Wasser einrühren, kurz aufkochen, zehn Minuten nachquellen lassen und mit 100 g Obstpüree und 1 Teelöffel Mandelmus oder ½ Teelöffel Butter gut verrühren.

Das Baby wird größer

Gluten

Gluten ist ein gesunder Bestandteil von Getreideeiweiß in Weizen, Roggen, Dinkel, Hafer und Gerste. Weil es jedoch eine seltene Erbkrankheit mit Gluten-Unverträglichkeit gibt, muss auf Packungen mit Säuglingsnahrung deklariert sein, ob sie Gluten enthält. Diese Dünndarm-Erkrankung, die Zöliakie, lässt sich durch glutenfreie Ernährung gut in den Griff bekommen, 90% der Patienten leben dadurch beschwerdefrei (Adresse der Deutschen Zöliakie-Gesellschaft im Anhang, S. 189).

Ob ein Baby mit der Veranlagung zu dieser Krankheit auf die Welt gekommen ist, zeigt sich erst durch die Reaktion auf ein glutenhaltiges Nahrungsmittel. Während es keinen Grund gibt, sich bei der Nahrungsauswahl für Ihr Kind ab dem siebten Monat auf glutenfreie Getreidesorten zu beschränken – Zöliakie kommt wirklich ausgesprochen selten vor –, ist es dennoch klug, bei der Einführung des ersten glutenhaltigen Getreidebreis sowie bei der Einführung eines jeden neuen Nahrungsmittels auf die Verdauungsreaktion zu achten.

Glutenfrei sind Reis, Hirse, Buchweizen, Kartoffeln, Mais, Soja und Johannisbrotmehl.

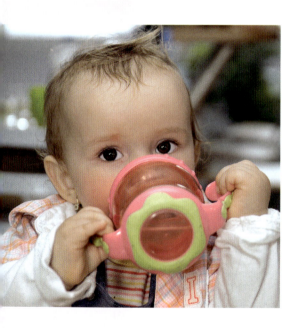

Wie viel muss das Baby trinken?

Auch diese Frage dürfen Sie getrost Ihrem Kind überlassen – bieten Sie ihm etwas an, aber sorgen Sie sich nicht, wenn es zunächst noch kaum etwas trinkt. In den ersten Monaten des Zufütterns haben Babys meist noch sehr wenig Durst, spätestens mit einem Jahr hingegen spüren sie ihren Durst sehr deutlich und kümmern sich recht effektiv darum, dass sie dann auch etwas zu trinken bekommen. Geben Sie dem Baby ungesüßte Getränke in einer Schnabeltasse und nehmen Sie sich auch häufig die Zeit, das Trinken aus einem Glas oder Becher mit ihm zu üben: Halten Sie das Glas so, dass Ihr Baby es mit beiden Händen fassen kann, und helfen Sie ihm auf diese Weise nur einfach dabei, etwas in den Mund zu bekommen, ohne zu viel zu verschütten oder sich zu verschlucken.

Wieder schwanger: Fragen zum Tandemstillen

Frauen, die während der Stillzeit schwanger werden, fragen sich als Erstes, ob sie jetzt wohl rasch abstillen müssen. Kann durch das Stillen eine Fehlgeburt oder Frühgeburt ausgelöst werden? Kommt das Ungeborene durch die Milchbildung in irgendeiner Weise zu kurz, falls weiterhin gestillt wird? Die Antwort ist eindeutig: Sie brauchen nicht abzustillen.

Die Schwangerschaft wird durch das gleichzeitige Stillen nicht beeinträchtigt, das ungeborene Kind leidet keinen Mangel. Auch die Qualität der Milch leidet nicht, das gestillte Kind profitiert weiterhin vom Stillen. Ausreichende Ernährung ist natürlich wichtig, damit der Organismus der Mutter gut durch diese Phase der »Dreifachbelastung« geht. Dass sich die Milchmenge in der Schwangerschaft reduziert, kann eine normale Begleiterscheinung sein, auch dass die Milch gelegentlich anders schmeckt als gewohnt, können die Reaktionen des trinkenden Kindes vermuten lassen.

Sie dürfen Ihrem Kleinkind während der Stillzeit mit dem Baby auch dann die Brust anbieten, wenn Sie es schon vor oder während der Schwangerschaft abgestillt hatten. Mütter machen die Erfahrung, dass das gelegentliche gemeinsame Stillen der Beziehung unter den Geschwistern guttut, weil sich Eifersuchtsgefühle damit reduzieren. Zu Beginn der Stillzeit und vor allem während der Kolostrumtage gilt: Das Neugeborene hat an der Brust Vortritt. Einige Zeit nach dem Milcheinschuss haben tandemstillende Mütter üblicherweise so viel mehr Milch, dass sich die Frage der Reihenfolge erübrigt.

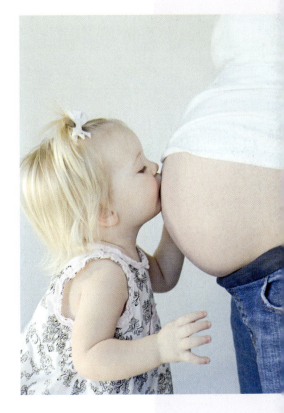

Das Baby wird größer

Das Abstillen

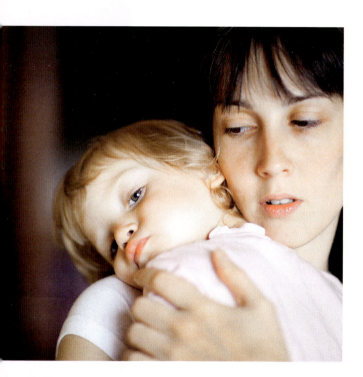

Das Abstillen erledigt sich normalerweise ganz von selbst, Schritt für Schritt. Während Ihr Baby immer mehr normale Nahrung zu sich nimmt und dadurch weniger nach der Brust verlangt, geht automatisch auch die Milch zurück. Und wenn Ihr Kind eines Tages schließlich sein Interesse an der Brust vollends verliert, versiegt allmählich auch die Milch. Keine Sorge, wenn Ihnen die Brust danach noch eine Weile sehr weich vorkommt – ein paar Monate nach dem Abstillen wird das festigende Fettgewebe wieder zunehmen, während das weiche Drüsengewebe sich nach und nach stark zurückbildet.

Allmähliches Abstillen durch die Einführung von immer mehr Mahlzeiten ist der beste Weg, solange sich das Kind dabei nicht auf nächtliche Stillmahlzeiten verlegt. Manche Kinder lassen sich tagsüber mühelos von der Brust entwöhnen, aber wenn ich in der Beratungspraxis höre, dass ein Kind nachts auf einmal »ständig« die Brust verlangt, und auf Nachfrage erfahre, dass es sie tagsüber seit einiger Zeit nicht mehr oder kaum noch bekommt, dann sehe ich einen ungünstigen Verlauf. Das kann wirklich extreme Formen annehmen, als Mutter fühlt man sich nachts oft regelrecht wehrlos. Um so eine Entwicklung beim Abstillen zu vermeiden, empfehle ich, ein Kind immer zuerst nachts von der Brust zu entwöhnen. Wenn man dem Kind tagsüber die Brust vermehrt gibt, während man es nachts davon entwöhnt, geht das in der Regel schnell und eher problemlos, sobald ein Kleinkind nachts auch gut mit dem Papa »kann« und die Mama woanders schläft. Interessanterweise werden manche dieser Kinder daraufhin noch lange Zeit gestillt – wenn sie nämlich nachts gut schlafen können, finden die meisten Mütter das Stillen tagsüber gar nicht mehr mühsam, im Gegenteil, sie entdecken, dass sie es selbst noch genießen.

136

Müssen Sie abstillen, bevor Ihr Baby begonnen hat, normal zu essen, braucht es sich deshalb nicht vorzeitig auf feste Nahrung umzustellen. Geben Sie ihm statt der Brust Muttermilchersatznahrung aus der Flasche und gestatten ihm, ein Säugling zu bleiben, solange es das braucht. Drängeln Sie Ihr Baby nicht dazu, vom Löffel zu essen, wenn es noch nicht so weit ist. Das ist nicht nötig. Jeder Mensch ist im Prinzip im ersten Lebensjahr ein Säugling – es ist deshalb auch unter psychologischen Erwägungen das Beste, wenn Sie Ihrem Baby Zeit lassen, sich von selbst darauf umzustellen, seine Nahrung mehr und mehr vom Löffel zu essen, anstatt sie trinkend zu sich zu nehmen. Sie können mit der Beikost warten, bis Ihr Baby eindeutig zeigt, dass es anders essen möchte.

Abstillen geht auch ohne Breimahlzeiten.

Wenn Sie Ihr Kind entwöhnen möchten, sollten Sie es ihm zuliebe vermeiden, dass es Ihre nackte Brust sieht, spürt oder riecht. Bieten Sie ihm in dieser Phase immer schon zu essen und zu trinken an, bevor es überhaupt richtig hungrig wird. Denn mit großem Hunger ist das Kind nicht mehr experimentierfreudig, es hat dann keine Geduld mehr für etwas anderes als die Brust. Tun Sie Ihr Bestes, damit Ihr Kind nicht in diesen Zustand kommt. So können Sie darauf einwirken, dass sich die Brustmahlzeiten allmählich reduzieren.

Plötzliches Abstillen – schnell die Milch reduzieren

Ist es erforderlich, innerhalb kurzer Zeit abzustillen, stellt sich die Frage, wie sich die physiologische Milchbildung möglichst problemlos abstellen lässt. Es gibt Medikamente, die die Milchbildung unterbinden, sie bringen jedoch oft auch unerwünschte Nebenwirkungen mit sich, wie Kopfschmerzen, Übelkeit, Schwindel. Unter diesen Laktationshemmern gilt der Wirkstoff Cabergolin (Dostinex®) derzeit (2010) als das Mittel der Wahl, weil er sich durch bessere Verträglichkeit auszeichnet. Das bisher mehrfach verordnete Mittel Bromocriptin (Pravidel®) hingegen führt in 25% zu Blutdruckabfall und in seltenen Fällen zu anderen Gesundheitsproblemen. Deshalb sind Bromocriptin-Präparate in vielen Ländern bereits nicht mehr zugelassen. Die plötzliche Senkung der Milchbildungshormone kann sich negativ auf das Gemüt auswirken bis hin zu depressiver Stimmung. Nach Absetzen eines Laktationshemmers kann es außerdem zu einem erneuten Milcheinschuss kommen.

Alternativ zu diesem medikamentösen Weg kann die Milchbildung physiologisch unterbunden werden. Wenden Sie sich zur Unterstützung an Ihre Hebamme, Sie wird Ihnen begleitend zur Seite stehen. Die auf Seite 138 genannten Maßnahmen helfen, die Milchbildung einzustellen – sie sind für sich alleine sinnvoll oder auch begleitend zur medikamentösen Laktationshemmung.

> Beide Brüste durchgängig kühlen (Coolpacks, Quarkwickel)
> 4 bis 5 Tassen starken Salbeitee täglich über den Tag verteilt trinken (sonst nichts trinken)
> Milchstau vermeiden durch Ausstreichen (unter der warmen Dusche) oder nötigenfalls Abpumpen von gerade nur so viel Milch, wie absolut nötig. Die nie richtig geleerte Brust ist das stärkste Signal an Ihren Körper, die Milchbildung zurückzufahren und schließlich einzustellen.
> Ein straff sitzender BH, der aber nirgendwo einschneiden darf, kann eine zusätzliche Hilfe sein.
> Dieser Prozess lässt sich erfahrungsgemäß auch mit Homöopathie unterstützen. Die homöopathischen Mittel Pulsatilla, Lac caninum und Phytolacca können die Milchproduktion vermindern, wenn sie richtig gewählt und sinngemäß angewendet werden. Das sollte eine erfahrene Fachfrau, wie Ihre Hebamme oder Homöopathin, übernehmen. Für die Selbstbehandlung empfiehlt sich Phytolacca als Urtinktur, davon nimmt man 3 x 20 Tropfen täglich in etwas Wasser ein.

Abschied und Neubeginn

Wenn die Stillzeit zu Ende geht, ähnelt das ein wenig dem Ende der Schwangerschaft – durch die Entbindung entsteht gleichzeitig Raum für eine neue Art der Bindung zwischen Ihnen und Ihrem Kind, die seiner Entwicklung hin zur zunehmenden Eigenständigkeit besser entspricht.

Selbständigkeit entwickelt sich ganz von selbst.

Die Frage, wann diese Entwicklung wohl naturgemäß an der Zeit wäre, ist kulturabhängig. Ohne Zweifel war es rund um den Globus in alten Zeiten als Rückhalt überlebenswichtig, dass kleine Menschen über mehrere Jahre hinweg Zugang zur Brust der Mutter hatten. In traditionellen Kulturen liegt die durchschnittliche Stilldauer bei 4,2 Jahren und Wissenschaftler gehen davon aus, dass drei bis fünf Jahre der arttypische Standard beim Menschen sind. Deshalb ist es auch hier und heute nicht falsch, wenn Ihre Stillzeit so lange dauert, wie Sie und Ihr Kind daran Freude haben – genießen Sie die Innigkeit dieser einmaligen und definitiv begrenzten Phase in Ihrem Leben, solange Sie Lust dazu haben. »Es gibt keine Hinweise auf schädliche Effekte auf die Psyche oder die Entwicklung des Kindes, wenn ins dritte Lebensjahr hinein oder länger gestillt wird«, erklärt der amerikanische Kinderärzteverband (American Academy of Pediatrics, 2005). UNICEF und Weltgesundheitsorganisation empfehlen ohnehin eine Stillzeit »bis zum zweiten Geburtstag und darüber hinaus, solange Mutter und Kind es wünschen.« Falls Sie sich von Ihrer Umwelt unter Druck

Das Abstillen

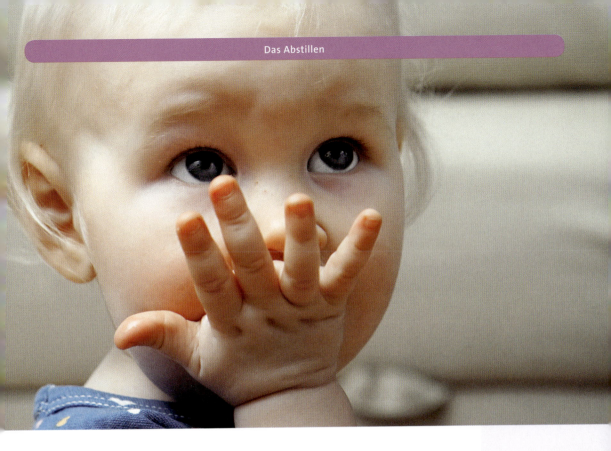

gesetzt fühlen, weil Sie »immer noch« stillen, finden Sie in der Tabelle »Auswirkungen der künstlichen Säuglingsernährung« im Anhang auf Seite 179 sicher einige nützliche Argumentationshilfen für das Weiterstillen.

Aber zwingen Sie sich auch nicht dazu, die Brust länger zu geben, als es Ihnen Freude macht. Natürlich liegt es häufig daran, dass Mütter nicht genügend Hilfe im Alltag haben, wenn sie vorzeitig abstillen. Sie könnten oft besser und länger auf die Bedürfnisse des Babys eingehen – und dabei auch ihre eigenen pflegen –, wenn es immer noch ein ganzes Dorf gäbe, das sie unterstützt. Vielleicht können Sie, wenn Sie das im Auge behalten, auf Dauer mitten in Ihrem Umfeld ein »Dorf« schaffen, das mit Ihrer Familie ein gutes und tragfähiges Beziehungs-Netzwerk bildet, in dem es leichter fällt, Kinder mit viel Liebe und Geduld von selbst groß werden zu lassen.

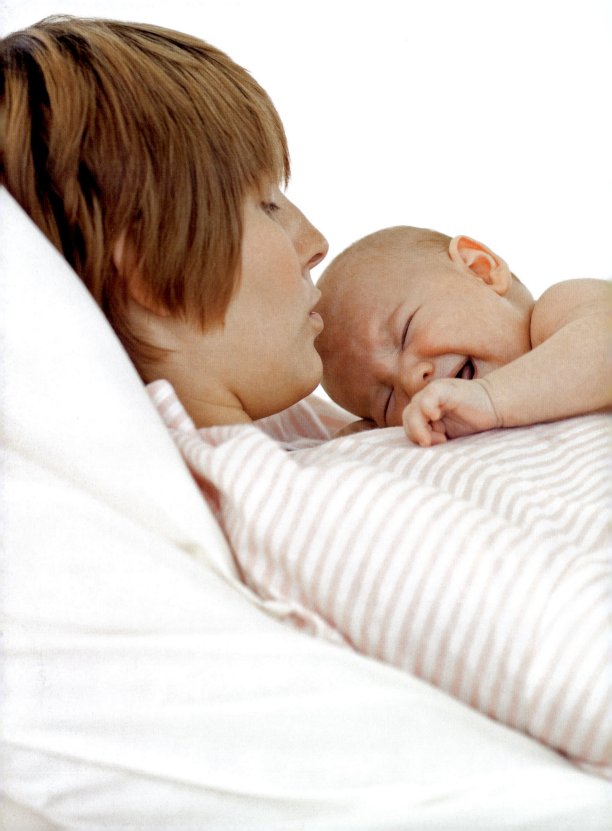

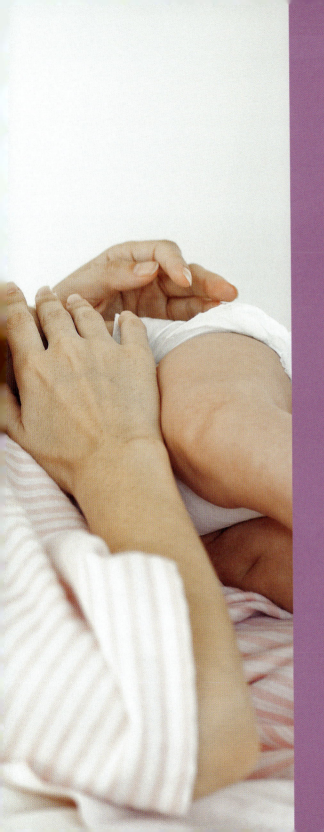

Rasche Hilfe bei Problemen

Wunde Mamillen

Dass die Mamillen sich röten und empfindlich werden, dass sie bei den ersten paar Zügen des Babys vielleicht kurz schmerzen – das ist in der ersten Woche des Stillens normal. Die Statistik weiß es sogar ganz genau: Diese Symptome beginnen in der Regel mit der 20. Stillmahlzeit, halten ein bis zwei Tage lang an und klingen dann ganz von selbst wieder ab. Sie sind eine normale Anpassungserscheinung. Kommt es jedoch – egal wann – zu wunden Mamillen, sollte man nicht lange abwarten, sondern gleich aktiv etwas dagegen unternehmen. Als Erstes ist zu überlegen, welche Ursache infrage kommt. Wenn diese dann behoben und vermieden wird, führen die heilenden Maßnahmen, wie sie hier beschrieben sind, rasch zum Erfolg.

Mögliche Ursachen vermeiden

Die Mamille liegt nicht tief genug im Mund des Babys. Wenn die Mamille auf dem vorderen Teil der Zunge Ihres Babys liegt statt dahinter, wird sie durch die natürliche Saugbewegung wund gerieben – es kommt zu empfindlichen Stellen, Bläschen oder Schrunden. Es kann sein, dass Ihr Baby die Mamille nicht tief genug im Mund hat:

> weil das richtige Anlegen noch nicht ganz klappt: Wertvolle Tipps finden Sie im zweiten Kapitel: *Das Baby an der Brust*, S. 43.

> weil sie während des Trinkens verrutscht: Wenn Sie den Arm nicht genug abstützen, in dem Sie Ihr Baby halten, kann es sein, dass er nach einer Weile unmerklich sinkt. Dann liegt das Baby nicht mehr eng genug an Sie geschmiegt und hat die Mamille nicht mehr tief genug im Mund.

> weil Sie mit einem Finger auf Ihre Brust drücken, um die Nase des Babys frei zu halten: Dabei kann die Mamille verrutschen. Besser, Sie ziehen den Po Ihres Babys enger an sich heran und verändern damit den Winkel der Nase zur Brust. Ihr Baby lässt aber die Brust von selbst los, wenn es tatsächlich nicht genug Luft bekommt.

> weil eine Saugverwirrung vorliegt: Wie dieses Problem entsteht und wie es sich beheben lässt, lesen Sie auf S. 160.

> weil Ihr Baby ein zu kurzes Zungenbändchen hat: Wie sich das erkennen und behandeln lässt, lesen Sie auf S. 159.

Wunde Mamillen

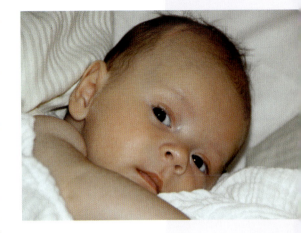

Die Haut der Mamille wird gezerrt oder falsch gepflegt. In der Haut der Mamillen können sich Rhagaden bilden – feine Risse, wie man sie auch bei trockenen Lippen leicht bekommt. Rhagaden sind beim Stillen äußerst schmerzhaft und dienen Keimen als Eintrittspforte. So kann sich sogar eine Brustentzündung daraus entwickeln, es ist also Vorsicht geboten. Diese und andere kleine Wunden an den Mamillen können entstehen:

› wenn die Stillposition nicht stimmt. Muss das Baby den Kopf drehen, ist es nicht genug abgestützt, beugen Sie sich zu ihm hinunter? Haben Sie keinen Schemel unter den Füßen oder nicht genug Kissen unter dem Arm? Immer, wenn das Einhalten der Stillposition eine gewisse Anstrengung erfordert, kann die Kraft oder Aufmerksamkeit dafür nach einer Weile unmerklich nachlassen und schon zerrt das Baby beim Trinken an der Mamille.

› wenn das Baby von der Brust genommen wird, ohne vorher das Saugvakuum zu lösen. Hält Ihr Baby die Mamille noch fest, dann ziehen Sie es niemals von der Brust weg, sondern schieben Sie ihm Ihren kleinen Finger an seinem Mundwinkel zwischen die Lippen – so löst sich das Saugvakuum, die Haut wird nicht gezerrt.

› wenn das Baby nicht konzentriert saugt, sondern seinen Kopf hin- und herbewegt. Tut es das, ohne die Mamille vorher loszulassen, wird die Haut gezogen und gezerrt. Lösen Sie das Saugvakuum und legen Sie das Baby neu an, wenn es noch trinken möchte. Mögliche Ursachen für dieses Verhalten des Babys: Ablenkung durch unruhige Umgebung, verzögerter Milchspendereflex oder geringer Milchfluss, z.B. wegen einer angespannten, unbequemen Körperhaltung.

› durch übermäßigen Sog einer Milchpumpe. Eine dunkle, schmerzende Rötung rings um die Mamille kann von Fehlern beim regelmäßigen Abpumpen oder einer schlecht geeigneten Pumpe kommen.

› wenn die Haut durch falsche Pflege spröde geworden oder durch feuchte Stilleinlagen aufgeweicht ist. Tipps zur Pflege der Brust in der Stillzeit finden Sie im dritten Kapitel, *Die Brust in der Stillzeit*, S. 67 f. und auch auf S. 147.

Die Brust leidet unter Soor. Soor ist eine Candida-Pilzinfektion, die selten und eher in der späteren Stillzeit auftritt, vielleicht begünstigt durch Abwehrschwäche, nachhaltige Erschöpfung oder medikamentöse Behandlung, wie z.B. Antibiotika.

Rasche Hilfe bei Problemen

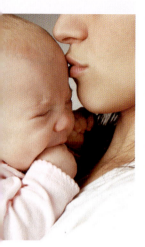

Soor führt zu Schwellung und Rötung, zu Jucken und Brennen und später zu heftigen stechenden Schmerzen. Die Mamille kann entweder schuppig und trocken aussehen oder rot und glänzend, pergamentartig weiß bis rosa (depigmentiert), manchmal nur an einer kleinen runden Stelle. Der Verdacht auf eine Soorinfektion ist berechtigt, wenn keine der bisher genannten Ursachen für Ihre wunden Mamillen zutrifft, wenn Ihre geduldigen Behandlungsmaßnahmen keinen Erfolg zeigen und das Wundsein immer schlimmer wird. Sehr wahrscheinlich hat sich der Pilz auch im Mund des Babys ausgebreitet – erkennbar an kleinen, weißlich-grauen Belägen, die sich nicht abwischen lassen – manchmal auch im Windelbereich, wo er zu hartnäckigem Wundsein, oft mit kleinen roten Pickelchen führt.

› Gewissheit bringt nur die ärztliche Diagnose. Lassen Sie lieber früher auf Soor abklären als später, denn der Pilz könnte mit der Zeit auch in die Milchgänge wandern (Symptome: stechende oder brennende Schmerzen in der Brust).

› Behandelt wird mit einem Anti-Mykotikum – als Creme für die Mamille und als Gel für den Mund des Babys, behandelt wird immer sowohl als auch. Gibt es Hinweise auf Soor in den Milchgängen, muss innerlich behandelt werden (systemisch), beispielsweise auch durch Homöopathie.

› Um Re-Infektionen zu vermeiden, halten Sie die folgenden speziellen Hygienemaßnahmen mindestens zehn Tage lang ein: kein Fett auf die Mamille. Nur Einmal-Stilleinlagen verwenden, abgepumpte Muttermilch nicht für später einfrieren, sie kann Sporen enthalten. Wäsche täglich wechseln, im Kochwaschgang waschen und Essig in den letzten Spülgang geben, Pilze mögen kein saures Milieu. Sauger des Babys und andere Gegenstände, die es in den Mund steckt, täglich 20 Minuten lang auskochen.

Wirksam behandeln

› *Stillen Sie eher häufiger*, damit Ihr Baby nicht aus Heißhunger besonders kräftig zupackt.

› *Stillen Sie in verschiedenen Haltungen*, um die wunde Stelle zu schonen. Sie dürfen auch während einer Mahlzeit die Haltung wechseln.

› *Erleichtern Sie das Ansaugen* durch eine warme Kompresse auf der wunden Brust direkt vor dem Stillen. Auch eine Brustmassage und sanftes Ausdrücken von ein wenig Milch vor dem Anlegen an der wunden Brust wird den Schmerz mildern. Oder geben Sie die heile Brust zuerst und die wunde Brust danach, denn dann fließt die Milch schon und das erste Ansaugen tut weniger weh: Das Baby saugt zuerst an der heilen Brust, bis die Milch in Fluss gekommen ist, dann wechseln Sie es an die wunde Seite. Nach 15 Minuten – oder sobald es nur noch nuckelt – wechseln Sie es zurück an die heile Brust und lassen es dort die Mahlzeit beenden.

❯ *Nach dem Stillen* lassen Sie die Mamille mit dem kleinen Milch-Speichel-Rest sorgfältig an der Luft trocknen. Drücken Sie zusätzlich ein paar Tropfen Muttermilch aus, um sie auf der Haut zu verteilen. Bitte die Mamillen nicht trockenföhnen: Auch das trocknet die Haut zu sehr aus.

❯ *Luft und Sonne* heilen die Haut. Gehen Sie zu Hause häufig »oben ohne«. Sollte einmal Ihre Kleidung mit der Mamille verkleben, dann lösen Sie sie bitte ganz vorsichtig mit viel Wasser, ohne zu zerren. Tragen Sie zwischendurch einen Mamillenschutz (siehe Anhang: *Stillzubehör*, S. 185), das gewährleistet eine optimale Luftzirkulation, die für die rasche Heilung wichtig ist.

❯ *Stilleinlagen aus Seide*. Durch ihre besonderen Qualitäten wirkt Seide heilsam auf wunde Haut. Sie ist atmungsaktiv und gewährleistet eine wohltuende Luftzirkulation, weil sie – wie auch Wolle – die Eigenschaft besitzt, Feuchtigkeit abzuleiten und zu verdunsten. Naturbelassene »Heilwolle« ist in manchen Apotheken erhältlich und als Mamillenschutz empfehlenswert.

Feuchte Wundheilung

Hautwunden heilen schneller, wenn ihre Oberfläche feucht gehalten wird. Wunde Mamillen werden deshalb nach dem Trocknen mit speziellem *Lanolin,* also Wollfett (Lansinoh oder PureLan) oder mit heilsamem *Johanniskrautöl* betupft (heißt auch »Rotöl« und muss das reine Öl ohne Zusatzstoffe sein), um den natürlichen Feuchtigkeitsfilm der Haut zu schützen. Rotöl und Lanolin brauchen vor dem nächsten Stillen nicht abgewischt zu werden. So wird jede überflüssige Reibung der Haut vermieden. Andere Cremes oder Salben sollten Sie in der Stillzeit für die Mamillen nicht verwenden, geeignet dagegen sind die Gel-Kompressen Multi-Mam und Mother Mates® im Sinne einer feuchten Wundheilung.

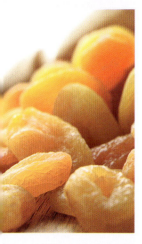

Vitaminreich: getrocknete Aprikosen.

› *Stärken Sie Ihr Immunsystem* und Ihre Hautgesundheit durch Vitamin C und Beta-Carotin, dem Provitamin A. Reichlich enthalten in: Sanddorn-Elixier, frischen und getrockneten Aprikosen, Kiwis, geraspelten oder zu Saft gepressten Möhren mit einem Schuss Olivenöl, Leberpastete.

› *Ergänzend zur Heilung beitragen kann eine Softlasertherapie*, die in der Hautarztpraxis durchgeführt wird.

› *Bestrahlungen mit der Höhensonne oder Infrarotlampe* wirken ebenso entzündungshemmend.

Wenn es sich nicht vermeiden lässt, dürfen Sie ruhig zur Überbrückung auch einmal ein Schmerzmittel einnehmen (siehe Analgetika, S. 175), in einem entsprechenden Zeitraum vor dem Anlegen, also so, dass beim Stillen die volle Wirkung des Medikaments schon eingetreten ist. Versuchen Sie jedoch, mit möglichst wenig Schmerzmitteln auszukommen.

Abstillen ist in keinem Fall nötig, aber wenn Sie an der wunden Seite eine Stillpause einlegen möchten, weil das Saugen zu sehr schmerzt oder weil Ihre Mamille blutet, dann streichen Sie die Milch ein bis zwei Tage lang zu den Stillzeiten von Hand aus oder pumpen sie sanft ab, damit es nicht zu einem Milchstau kommt. Nach der Stillpause nehmen Sie das Stillen an der wunden Brust nach und nach wieder auf: Am ersten Tag geben Sie diese Brust bei jeder zweiten oder dritten Mahlzeit, an den nächsten Tagen immer häufiger, so wie es Ihnen möglich ist. Bei jeder Mahlzeit, bei der Sie die wunde Brust dem Baby noch nicht geben, streichen Sie die Milch weiterhin von Hand aus, damit es nicht zu einem Milchstau kommt.

Blutspuren in der Muttermilch sehen erschreckend aus, sind jedoch harmlos. Sie schaden einem Baby nicht, führen aber manchmal zu Erbrechen. Dann streicht man die Milch besser von Hand aus, dabei blutet die Mamille nicht und das Baby kann die Milch vertragen. Hellrote Blutspuren in der Muttermilch stammen normalerweise nicht von einer wunden Mamille, sondern von einem überdehnten Milchdrüsenbläschen, und das ist kein Grund zur Sorge.

Wunde Mamillen

Naturheilmittel

Heilkräuter,
die besondere, wundheilende Eigenschaften besitzen, helfen der Haut, Keime und Entzündungen abzuwehren, Risse und Rhagaden zu schließen und wieder eine gesunde Oberfläche zu bilden.

Beinwell ▶ wird traditionellerweise in gereinigtem Wollfett zu Salbe verarbeitet. Diese eignet sich sehr gut für wunde Mamillen, vorausgesetzt, sie enthält nichts als den direkten Heilkräuterauszug in reinstem Lanolin.

Frauenmantel ▶ verwenden Sie als Tee zu Spülungen, sein hoher Gerbsäuregehalt wirkt adstringierend, also zusammenziehend, entzündungshemmend und blutstillend. Einen Teebeutel mehrmals täglich für fünf Minuten auflegen oder einfach den Tee auf die Mamille tupfen und antrocknen lassen.

Johanniskraut ▶ wird für die äußerliche Anwendung in gutem Pflanzenöl der Sommersonne ausgesetzt, die Inhaltsstoffe der strahlend gelben Blüten und Knospen färben das Öl schließlich purpurrot. Dieses »Rotöl« unterstützt unter anderem die Genesung schlecht heilender Wunden.

Kamille ▶ ist, wie schon ihr botanischer Name »matricaria« sagt, ein wahres »Mutterkraut«. Äußerlich angewendet schützt sie vor bakteriellen Entzündungen. Einen Teebeutel mehrmals täglich für fünf Minuten auflegen oder einfach den Tee auf die Mamille tupfen und antrocknen lassen.

Ringelblume ▶ ist aufgrund ihrer hautfunktionsstärkenden Wirkung auch in der Säuglingspflege beliebt. Zur Heilung wunder Mamillen eignet sich der Blütenblättertee oder der Blütenauszug in einer Salbe aus gereinigtem Lanolin. Die Verwendung von Tinktur ist hier weniger empfohlen, weil Alkohol die Haut austrocknet.

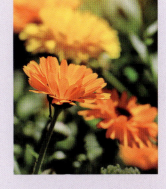

Rasche Hilfe bei Problemen

Salbei ist antibakteriell, fungistatisch, virustatisch und adstringierend – das beste Tauchbad für wunde Mamillen! Einen Teebeutel mehrmals täglich für fünf Minuten auflegen oder einfach den Tee auf die Mamille tupfen und antrocknen lassen. Vorsicht: Wenn Sie den Tee trinken, geht die Milch zurück.

Homöopathie

Homöopathische Medikamente werden mit großem Erfolg zur Behandlung wunder Mamillen eingesetzt, am besten vertrauen Sie sich Ihrer Homöopathin oder homöopathieerfahrenen Hebamme an. Zu den Mitteln, unter denen hier anhand eines umfassenden Symptombilds sorgfältig differenziert werden muss, zählen:

Acidum nitricum bei blutenden Fissuren mit stechenden Schmerzen wie von einem Splitter. Typisch dabei: extreme Gereiztheit.

Borax bei wunden Mamillen, auch mit blutenden oder ulzerierenden Rhagaden. Typisch dabei: extreme Geräuschempfindlichkeit.

Castor equi bei tiefen, auch eiternden Rhagaden. Typisch dabei: extreme Berührungsempfindlichkeit.

Hepar sulfuris bei aufgesprungenen oder auch entzündeten, häufig eiternden Mamillen mit scharfen Schmerzen wie von einem Splitter. Typisch dabei: Kälteempfindlichkeit schon beim leisesten Luftzug.

Silicea bei wunden, offenen Mamillen mit scharfen, nadelstichartigen Schmerzen. Typisch dabei: Der Schmerz schießt in die Schulter.

Phytolacca bei wunden, offenen, eiternden Mamillen, meist schlimmer in der linken Brust. Typisch dabei: Der Schmerz schießt nach unten oder strahlt in den ganzen Körper aus.

Milchstau und Brustentzündung

Ist Ihre Brust einmal übermäßig prall, hart und druckempfindlich, dann hat sich zu viel Milch in den Milchkanälen angesammelt. Durch diesen Milchstau können auch schmerzende Knoten und eine heiße Rötung entstehen, meistens an einer bestimmten Stelle wie beispielsweise der unteren Außenseite einer Brust. Eine Brustentzündung – Mastitis – hat im ersten Stadium dieselben Symptome. Mastitis kann die Verschlimmerung eines nicht rechtzeitig behobenen Milchstaus sein, sie kann aber auch ihre eigenen, bakteriellen Auslöser haben, oft begünstigt durch wunde Mamillen. Schon beim Milchstau können sich grippeähnliche Allgemeinsymptome entwickeln – wie Gliederschmerzen, Abgeschlagenheit und Fieber –, und wenn diese mehr als zwei Tage lang anhalten oder wenn sich der Zustand innerhalb von einem Tag verschlimmert, geht man davon aus, dass eine Brustentzündung besteht.

Starke Schmerzen lindern Sie mit Ibuprofen, das auch entzündungshemmend wirkt.

Mögliche Ursachen vermeiden

Milcheinschuss. Wenn durch die Umstellung von Kolostrum auf reife Muttermilch in der ersten Woche nach der Geburt die Milch »einschießt«, sind Milchstau-Symptome meist nicht ganz zu vermeiden, doch die Statistik zeigt, dass sie umso milder ausfallen, je früher und öfter das Neugeborene gestillt wird. »Bald stillen, oft stillen, nur stillen«, die Devise der La Leche Liga, ist hier der beste Rat und beim 24-Stunden-Rooming-in lässt er sich am leichtesten verwirklichen. Die beste Vorbeugung gegen Beschwerden beim initialen Milcheinschuss besteht darin, das Baby nach der Geburt so bald wie möglich an die Brust zu nehmen, es nicht von der Mutter zu trennen, sondern rund um die Uhr bei ihr zu lassen und auf jedes Zufüttern mit künstlichen Saugern zu verzichten. *Dies ist in unseren Entbindungsstationen leider noch nicht allerorts die übliche Routine.*

Ist die Brust durch den Milcheinschuss so prall, dass das Baby nur die Spitze der Mamille mit den Lippen erfasst, wird vor dem Anlegen Milch abgepumpt, bis das Gewebe um die Areola weich genug ist, damit das Baby die Mamille gut in den Mund nehmen und richtig saugen kann. Bei einer entzündeten Brust ist das Ausdrücken per Hand meist zu schmerzhaft, dann ist es besser zu pumpen.

Ungenügende Leerung. Am besten wird das Baby nach Verlangen gestillt, weil so der Bedarf das Angebot regelt – die Brust bildet dadurch automatisch die richtige Menge Milch. Damit dieses natürliche Regulierungssystem funktioniert, ist es wichtig, dass das Baby nichts außer Muttermilch bekommt. Trinkt das Baby plötzlich seltener oder weniger an der Brust, egal aus welchem Grund, muss man die volle Brust entweder abpumpen oder von Hand ausstreichen, damit es nicht zum Milchstau kommt. Gründe für die ungenügende Leerung können auch das ungenügende Saugverhalten des Babys oder die Verwendung eines Stillhütchens sein. Allerdings wird dabei auch die Milchbildung nicht genügend angeregt, so ist bald statt einem Milchstau nicht mehr genügend Milch vorhanden.

Anders ist es, wenn der Grund für ungenügende Leerung in einem ständigen Überangebot an Milch liegt, weil die Milchbildung sozusagen zu gut funktioniert. Tipps für den Umgang mit dieser Situation finden Sie auf S. 76 ff.

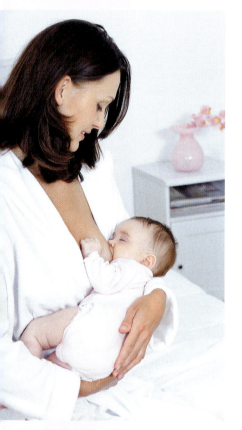

Gestörter Milchspendereflex. Die mit Abstand häufigste Ursache eines Milchstaus ist Stress. Kein Wunder: Stress hemmt die Bildung von Oxytozin, das als Botenstoff den Milchspendereflex auslöst. Bei Oxytozinmangel kommt die Milch nicht richtig in Fluss, sie staut sich in den Milchbläschen. Oxytozin wird auch Lust- und Liebes-Hormon genannt, weil es durch sinnliche Genüsse zunimmt und auch ausgelöst werden kann – beispielsweise durch eine entspannte Körperhaltung beim Stillen und das genüssliche Betrachten des zufrieden saugenden Babys – während es durch Verspannung, Unwohlsein und Unruhe abnimmt. Übermäßige Unsicherheit und mangelnde Unterstützung können das Stillen gerade in der ersten Woche erschweren, während der der Milchspendereflex naturgemäß oft noch schwach ist.

Behinderter Milchfluss. Drücken Sie während des Stillens nicht mit dem Finger auf Ihre Brust, beispielsweise um die Nase des Babys freizuhalten. Achten Sie darauf, dass Ihre Kleidung oder ein Babytragegurt nirgends die Brust drückt. Selten einmal kommt es vor, dass ein Milchgang vorübergehend mechanisch blockiert ist: entweder durch ein dünnes Häutchen, das eine Blase auf der Mamille bildet, die beim Stillen zunehmend schmerzt, oder durch einen kleinen, weiß-gelblichen Fettpfropf, der in einem der haarfeinen Ausführungsgänge der Mamille steckt. Ein besonders hartnäckiger kleiner Fettpfropf löst sich leichter nach einem ausgiebigen, warmen Kamillenbad – tauchen Sie die Mamille vor der Behandlung in eine Schale mit Kamillentee oder legen Sie einfach den Kamillenteebeutel für 20 Minuten auf die Mamille. Kamille ist ein altes Hausmittel für »geronnene Milch in der Brust« – und um nichts anderes handelt es sich hier.

Ein besonders elastisches Bläschen muss notfalls mit einer sterilen Kanüle perforiert werden. Gleich danach das Baby anlegen. Wichtig zu unterscheiden: Es kommt in sehr seltenen Fällen von Herpes vor, dass sich ein Bläschen auf der Mamille bildet. Dadurch kommt es aber nicht zum Milchstau. Die Flüssigkeit im Herpesbläschen kann bei einem Neugeborenen allerdings zu einer gefährlichen Infektion führen – also bitte vor dem Weiterstillen an dieser Seite untersuchen lassen! Handelt es sich tatsächlich um Herpes, muss die Milch dieser Brust bis zur vollständigen Heilung abgepumpt und weggegossen werden.

Wirksam behandeln

Stillen Sie häufig und ausgiebig. Die Milch muss heraus, und viel effektiver als die beste Pumpe hilft Ihnen Ihr Baby dabei. Je früher Sie dafür sorgen, dass der Stau gelöst wird, desto besser.

> Legen Sie das Baby alle eineinhalb bis zwei Stunden an – bevorzugt an die betroffene Brust –, das ist der leichteste, schnellste und wirksamste Weg zur Auflösung eines Milchstaus. Wenn die Brust so voll ist, dass das Baby die Mamille kaum erfassen kann, müssen Sie ein wenig Milch abpumpen. Es ist erwiesen, dass das Weiterstillen selbst bei einer schweren, einseitigen Brustentzündung die Heilung optimal unterstützt und die Milch einem gesunden Neugeborenen nicht schadet. (Abstillen ist nie nötig, eine Stillpause nur in seltensten Extremfällen, dabei muss jedoch intensiv abgepumpt werden.) Stillen Sie auch nachts ein bis zwei Mal. Wenn das Baby durchschläft, stellen Sie sich notfalls den Wecker und pumpen die Milch ab.

> Legen Sie Ihr Baby zum Stillen so an die Brust, dass sein Unterkiefer die verhärtete Stelle massiert. Meistens ist die untere Außenseite einer Brust am meisten gestaut, dann liegt das Baby beim Stillen am besten in der Seitenhaltung (siehe S. 51). Aber es kann auch in jeder anderen Stillhaltung angelegt werden, je nachdem, wo die Verhärtung sitzt – lassen Sie Ihrer Fantasie freien Lauf. Manche Müt-

Bis alles wieder gut ist: Bettruhe für Sie und Ihr Baby!

ter legen sich das Baby von oben her über die Schulter, oder sie stillen im Vierfüßlerstand, mit dem Baby unter sich auf dem Rücken liegend, um einen zentral sitzenden Stau aufzulösen. Legen Sie Ihr Baby so an, wie es Ihnen am effektivsten erscheint. Die wunde Brust sollte möglichst leer getrunken werden, das darf auch eine Weile dauern. Wechseln Sie mehrmals die Seite. Wenn das Baby die Brust nicht genügend leert, helfen Sie zum Schluss noch mit der Pumpe nach.

Wohltuend und notwendig: Massage und warme oder kalte Kompressen

› Massage der Brust unterstützt bei der Lösung von Stauungen in den Milchkanälchen: Streichen Sie mit geschlossenen Fingerspitzen über die gerötete Stelle immer wieder zur Mamille hin, damit die Milch auch aus den verhärteten Drüsen abfließt, während das Baby trinkt. Auch Massage zwischendurch trägt zum Abfließen der gestauten Milch bei.

› Wärme vor dem Stillen: Entspannen Sie die kranke Brust mit Wärme-Anwendungen, denn Wärme öffnet die Milchkanäle. Legen Sie beispielsweise eine halbe Stunde vor dem Stillen eine Babywärmflasche, ein erwärmtes Kirschkernkissen oder eine heiße Kräuterkompresse (siehe S. 155) auf die betroffene Brust.

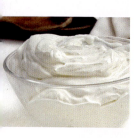

› Kühle Kompressen nach dem Stillen: Kühlende Quarkwickel können abschwellend wirken und einer Entzündung vorbeugen (siehe S. 155). Wenn es Ihnen angenehm ist, können Sie auch einen eingewickelten Eisbeutel (z.B. Tiefkühlerbsen) auf die heiße Brust legen, solange das angenehm ist. Die Mamille bitte aussparen. Vor dem nächsten Stillen gehört dann unbedingt Wärme auf die Brust, wie oben beschrieben.

Gönnen Sie sich mehr Ruhe! Ruhe ist immer das oberste Gebot bei Milchstau – und zwar äußere ebenso wie innere Ruhe –, umso mehr noch, wenn die Ursache in einem gestörten Milchspendereflex liegt.

› Halten Sie regelmäßige Ruhestunden ein! Legen Sie auch beim Sitzen öfter die Beine hoch. Denken Sie daran: Ihr Organismus vollbringt mit der Milchbildung ständig eine hohe Leistung – nicht einmal, wenn Sie untätig auf dem Sofa liegen, ist es so, dass Sie dabei »nichts« tun. Es ist deshalb absolut erforderlich, dass Sie sich tagsüber gemeinsam mit dem Baby schlafen legen, ruhen Sie sich dabei zumindest aus. Vielleicht verhilft Ihnen Musik zu mehr Entspannung und innerer Ruhe.

› Bettruhe ist bei einer Brustentzündung unbedingt einzuhalten! Das Baby nehmen Sie mit zu sich ins Bett, damit Sie es mühelos häufig stillen können. Erst zwei Tage nach Abklingen der Symptome oder des Fiebers dürfen Sie wieder aufstehen, aber gönnen Sie sich auch dann noch eine Woche lang sehr viel Ruhe, sonst droht ein besonders unangenehmer Rückfall.

Milchstau und Brustentzündung

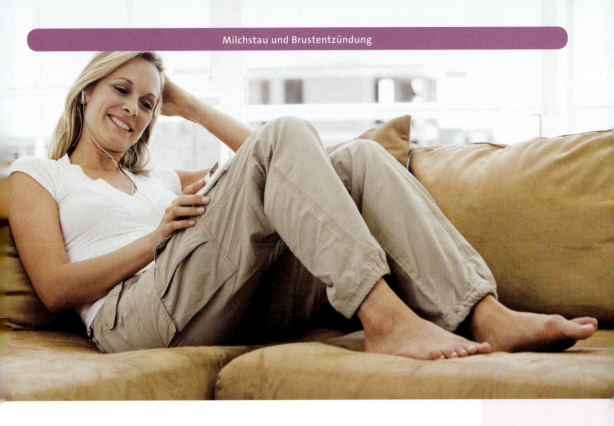

> Nehmen Sie jede Unterstützung an, vor allem im Haushalt. Wenn Sie Bettruhe einhalten müssen, sollte Ihr Arzt auch eine Haushaltshilfe verordnen. Erkundigen Sie sich bei Ihrer Krankenkasse nach entsprechenden Leistungen. Besprechen Sie die Hausarbeit mit Ihrem Partner, überlegen Sie gemeinsam, wie Sie Entlastung schaffen können. Im ersten Jahr mit dem Baby muss man andere Prioritäten gelten lassen – ein wenig mehr Unordnung und Chaos dienen jetzt sozusagen einem guten Zweck für die Menschheit!
> Lassen Sie Dampf ab: Wenn es Ihnen so geht wie den meisten Frauen, dann hat die Brustentzündung damit zu tun, dass Sie zu sehr unter Druck stehen. Fühlten Sie sich in der letzten Zeit überfordert, verunsichert oder frustriert? Oder kommt der Druck von innen, stellen Sie zu hohe Erwartungen an sich? Haben Sie gerade Ihren Sport wieder aufgenommen? Eine Mastitis kommt oft ausgerechnet dann, wenn man mit Schwung ins »alte Leben« zurücksausen will. Der Körper macht noch nicht mit, sondern zwingt zur nötigen Ruhe. Heulen Sie sich aus, reden Sie mit jemandem darüber, am besten mit erfahrenen Müttern. Vielleicht streichen Sie ein paar Termine aus Ihrem Kalender und gehen stattdessen immer, wenn das Baby im Kinderwagen eingeschlafen ist, ganz stressfrei in ein schönes Café.

Die Milchbildung reduzieren

In schweren Fällen von Mastitis kann es wünschenswert sein, die Milchbildung vorübergehend etwas einzuschränken. Dies vor allem dann, wenn das Baby das Trinken an der kranken Brust verweigert und die Milch abgepumpt werden muss. Eine Einschränkung der Milchbildung erreichen Sie mit ein bis vier Tassen Salbeitee pro Tag. Seien Sie vorsichtig, damit Sie nicht zu viel des Guten tun, und setzen Sie den Salbeitee sofort wieder ab, sobald die Milchmenge sich wunschgemäß reduziert hat. Auch das homöopathische Mittel *Phytolacca* führt zu einem Rückgang der Milchmenge, wenn Sie es in der Potenz D4 einnehmen, dreimal täglich fünf Kügelchen. Mehr Tipps zur Homöopathie finden Sie auf S. 156. Diese Mittel sind für das Baby vollkommen unschädlich. Kühle Umschläge nach dem Stillen wirken sanft reduzierend auf die Milchmenge, siehe Quarkwickel S. 155.

Begeben Sie sich in ärztliche Behandlung

> wenn Ihre Milchstau-Symptome trotz der hier beschriebenen Maßnahmen innerhalb von 24 Stunden schlimmer werden oder

> wenn nicht innerhalb von zwei Tagen eine deutliche Besserung eintritt.

Keine Angst: Hier sind passende Antibiotika sinnvoll!

Eine Mastitis, die auf die hier beschriebenen Mittel nicht anspricht, muss zusätzlich mit einem Antibiotikum behandelt werden. Denken Sie daran, dass eine begonnene Antibiotika-Therapie immer zu Ende zu führen ist, auch nach Abklingen der Symptome. Moderne Antibiotika sind in der Regel kein Grund zum Abstillen, aber machen Sie darauf aufmerksam, dass Sie weiterstillen möchten. Es ist heute belegt, dass das Weiterstillen bei fieberhafter Mastitis und selbst bei Abszessbildung ein wichtiger Teil der Therapie ist, weil dadurch die Milchgänge auf optimale Weise regelmäßig geleert werden. Doch aus Unkenntnis wird leider immer noch überwiegend zum Abstillen geraten. Ein Brustabszess ist eine abgekapselte Eiteransammlung im Gewebe ohne Verbindung zu den Milchkanälchen, das heißt, die Milch ist nicht betroffen. Ein Abszess kann heute durch Punktion behandelt werden, aber auch die Schnitteröffnung mit nachfolgender Drainage lässt sich in einer Weise durchführen, die das Weiterstillen gut möglich macht.

Naturheilmittel

Kühlende Quarkwickel wirken abschwellend und beruhigen die Brust, außerdem wirken sie sehr sanft einer übermäßigen Milchbildung entgegen.

So wird es gemacht: Streichen Sie nach dem Stillen eine dicke Schicht kühlen, aber nicht eiskalten Magerquark über die ganze Brust – Mamille ausgenommen – und legen Sie eine Mullwindel zum Schutz darum herum. Sie können auch umgekehrt den Quark einen Zentimeter dick auf die Mullwindel streichen und die Brust damit einhüllen, wenn das leichter ist. Sobald der Quark durchwärmt oder eingetrocknet ist, wird der Quarkwickel entfernt und eventuell ein frischer aufgelegt. Mindestens eine halbe Stunde vor dem Stillen muss ein Quarkwickel entfernt und die Brust durchwärmt werden.

Warme Kräuterkompressen mit Auszügen aus Kamilleblüten, Calendulablüten, Honigkleeblüten und Bockshornkleesamen wirken entzündungshemmend und machen die Brust weich. Die medizinischen Inhaltsstoffe dieser Kräuter lösen Drüsenschwellung und -verhärtung auf, das beugt einer Mastitis vor oder unterstützt ihre Heilung.

So wird es gemacht: Übergießen Sie einen Esslöffel der Kräutermischung mit einer Tasse kochendem Wasser und lassen Sie sie bedeckt zehn Minuten ziehen. Abseihen und etwas abkühlen lassen, eine Mullwindel darin tränken, ein wenig auswringen und so heiß wie möglich auf die Brust legen. Die Mamille bleibt frei. Mit einem trockenen Handtuch abdecken und mit einem warmen Schal umhüllen. Die Kräuter bekommen Sie in der Apotheke, Mischung zu gleichen Gewichtsanteilen.

Weißkohlwickel wirken gegen Verhärtungen und Stauungen und bringen die Milch in Fluss. Es eignen sich am besten die äußeren Blätter.

So wird es gemacht: Entfernen Sie bei zwei bis vier großen Kohlblättern die steife Mittelrispe und rollen Sie die Blätter dann kräftig mit dem Nudelholz oder einer Flasche, bis ein klein wenig Saft austritt. Oder schlagen Sie die Kohlblätter in eine Mullwindel ein und »bügeln« sie, bis sie warm und weich sind. So werden sie kalt oder warm, wie gewünscht, auf die Brust gelegt, die Mamille bleibt frei. Dieser Wickel kann bis zu einer Stunde auf der Brust bleiben. Danach wird die Brust warm abgewaschen, damit der fremde Kohlgeruch verschwindet und das Baby nicht beim Trinken stört.

Homöopathie

Diese ganzheitliche Komplementärmedizin kann zuverlässig die Antibiotikagabe verhindern, wenn sie rechtzeitig und fachlich fundiert zum Einsatz kommt. Auch bei Abszessneigung oder -nachbehandlung kann Homöopathie mit Erfolg eingesetzt werden. Selbstbehandlung kommt in all diesen Situationen nicht infrage. Zu den Mitteln, unter denen hier die erfahrene Homöopathin anhand eines umfassenden Symptombilds sorgfältig differenziert, zählen:

Belladonna > wenn die rechte Brust plötzlich heiß, hochrot und prall gestaut ist. Schnell steigendes Fieber. Hoher Blutdruck. Typisch dabei: dampfig heißer Kopf, kalte Hände und Füße, Reizbarkeit, Verlangen nach Ruhe.

Bryonia > wenn die Brust allmählich heiß und schwer wird, das Fieber langsam ansteigt. Milch und Wochenfluss drohen zu versiegen. Typisch dabei: großer Durst, absolutes Ruhebedürfnis, bevorzugtes Liegen auf der schmerzenden Seite.

Conium > bewährt sich in vielen Fällen mit fortwährender Bildung immer wieder neuer, harter Knoten in der Brust, auch ohne Entzündung. Typisch dabei: brennende, stechende Schmerzen, Schwäche, Zittern, Schwindelgefühle.

Hepar sulfuris > bei Mastitis mit scharfen, stechenden Schmerzen wie von einem Splitter. Typisch dabei: extreme Kälteempfindlichkeit, schon beim Entblößen der Brust ist der Luftzug unangenehm.

Lac caninum > kann bei Mastitis helfen, den Milchfluss zu vermindern. Typisch dabei: Die Beschwerden wandern abwechselnd von einer Brust zur anderen.

Phytolacca > wenn die (meist linke) Brust stellenweise hart, heiß und sehr empfindlich ist. Typisch dabei: Der ganze Körper schmerzt. Oft ging eine kurze Abkühlung voraus. Verschlimmerung nachts. (Hier in der Potenz C30 oder C200 einnehmen, oft im Anschluss an Belladonna oder Bryonia indiziert.)

Silicea > bei Heilung von hartnäckig verbleibenden Knoten nach einer Brustentzündung. Ausheilung einer Abszesshöhle. Typisch dabei: extreme Kälteempfindlichkeit, selbst im Sommer ist jeder Luftzug unangenehm und Wärme willkommen.

Mit Trinkproblemen gut umgehen

Das schläfrige Baby
Von Natur aus haben Babys einen starken Saugreflex. Wurden jedoch während der Wehen starke Medikamente verabreicht, kann das Neugeborene in den ersten Lebenstagen davon noch benommen sein. Andere Ursachen für Schläfrigkeit in den ersten Lebenswochen: niedriges Geburtsgewicht, Frühgeburt, hohe Bilirubinwerte bei Neugeborenen-Gelbsucht.

Das regt Ihr Baby zum Trinken an
› Wecken Sie Ihr Baby, wenn es sich nicht von selbst meldet, alle zwei bis drei Stunden auf – nachts alle vier Stunden – und geben Sie ihm die Brust. Aus dem Traumschlaf ist es leichter zu wecken: Sie erkennen diese Schlafphase daran, dass sich die Augen unter den geschlossenen Lidern bewegen, dass das Baby manchmal ein wenig zuckt und sein Gesichtsausdruck wechselt, vielleicht macht es Saugbewegungen – das bedeutet, dass es träumt.
› Wie bekommen Sie das Baby wach? Gehen Sie mit ihm ans geöffnete Fenster und sprechen Sie mit ihm. Wischen Sie ihm mit einem kühlen Waschlappen das Gesicht ab. Sie können dem Baby auch die Söckchen ausziehen, mit dem Daumen seine Fußsohlen reiben oder seine Füßchen mit feuchten Händen massieren. Auch beim Wickeln werden Babys meistens wach.
› Erleichtern Sie dem Baby das Ansaugen, indem Sie vor dem Stillen warme Kompressen (z.B. einen in heißem Wasser ausgedrückten Waschlappen) auf die Brust legen, um den Milchspendereflex auszulösen. Massieren Sie ein paar Tropfen Milch heraus – ihr Duft macht dem Baby Appetit. Sie können ihm auch ein wenig Muttermilch auf die Lippen tupfen.
› Wenn das Baby schon nach wenigen Schlucken Milch wieder wegdöst: Heben Sie seinen Kopf und Körper an und beugen Sie es von der Hüfte aus nach vorne (Achtung: nicht in der Taille beugen – die Hüfte ist da,

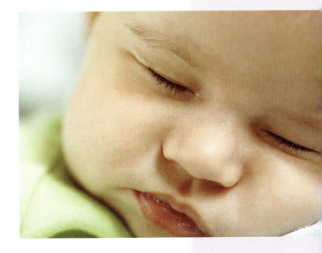

Krankheiten, wie z.B. Neugeborenen-Gelbsucht, machen schläfrig, doch das Baby soll viel trinken.

Rasche Hilfe bei Problemen

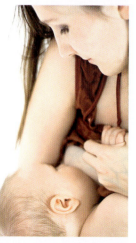

wo die Oberschenkelchen aufhören.), das löst den Augenaufschlagreflex aus. Oder wickeln Sie es, wenn Sie dies nicht schon vor dem Trinken getan haben.

› Stillen Sie Ihr Baby eventuell wechselseitig, so wie es im dritten Kapitel auf S. 75 beschrieben ist. Eventuell müssen Sie es dabei jedes Mal sanft ein paar Mal von der Hüfte aus nach vorne beugen, damit es wach genug bleibt, um weiterzutrinken. Sie können Ihr Baby tagsüber alle zwei Stunden 20 bis 30 Minuten lang zum Trinken animieren, nachts alle vier Stunden.

Das Baby trinkt nicht richtig

Eine Saugschwäche kann in den ersten Lebenswochen dieselben Ursachen haben wie Schläfrigkeit. Aber auch eine andere körperliche oder neurologische Beeinträchtigung oder Saugverwirrung können der Grund sein.

› Halten Sie Ihr Baby so an die Brust, dass sein Köpfchen in Ihrer Hand liegt, wie im zweiten Kapitel unter *Bequeme Stillhaltungen* beim Wiegegriff als Variante (S. 50) beschrieben.

› Eine weitere Art, um ein ganz kleines Baby an der Brust zu halten, solange seine eigene Saugkraft das nicht schafft: Sie stützen Ihre Brust mit der freien Hand von unten, wie auf S. 45 beschrieben, und lassen sie dabei teilweise – wie eine Brücke – zum Baby gleiten, sodass Sie sein Kinn und Unterkiefer mit Daumen und Zeigefinger umfassen (»DanCer-Griff«). Damit helfen Sie dem Baby, die Mamille im Mund zu behalten.

Durch das Brusternährungs-Set wird das Baby zum Saugen an der Brust angeregt.

› Stillen Sie Ihr Baby eventuell wechselseitig, so wie es auf S. 75 beschrieben ist.

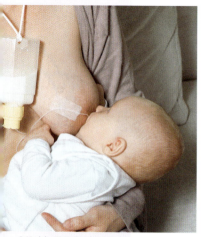

© Medela AG, Switzerland

Pumpen Sie nach dem Stillen noch zusätzlich Milch ab, um die Milchbildung stärker anzuregen, als das Baby dies im Moment vermag. Mit dem Brusternährungs-Set kann das Baby diese Milch über ein Schläuchlein bekommen, während es an der Mamille saugt (siehe Anhang, S. 185). Dadurch wird es zum aktiveren Saugen angeregt. Vor allem in der ersten Lebenswoche Ihres Babys kommt es darauf an, durch Abpumpen und Zufüttern sofort dafür zu sorgen, dass die Milchmenge nicht abnimmt und das Baby nicht zu viel Gewicht verliert.

Wenn ein Baby aus anderen Gründen nicht richtig saugt, merkt die Mutter es oft daran, dass ihre Mamillen wund werden. Macht das Baby beim Stillen viele kleine Schnalzgeräusche und wirken seine Wangen eingezogen, dann bewegt es wahrscheinlich seine Zunge nicht so, wie es sein soll. (Lesen Sie auch *Saugt das Baby gut?*, S. 54, in dem Kapitel *So wird das Baby richtig satt*.) Vielleicht rollt das Baby die Zunge reflektorisch nach hinten, weil versucht worden ist, ihm die Mamille in den Mund zu »stopfen«, statt es so, wie im zweiten Kapitel beschrieben, an die Brust zu »locken«. Vielleicht streckt das Baby die Zunge nicht weit genug über seine untere Zahnleiste beim Trinken. In seltenen Fällen liegt das daran, dass das Zungenbändchen zu kurz ist. Dann wird die Mamille nur an der Spitze wund und man sieht, dass das Baby die Zunge nie richtig herausstrecken kann.

> Probieren Sie beim Stillen verschiedene Positionen aus. Stillen Sie das Baby aufrecht sitzend, sodass sein Kinn nach unten gerichtet ist – damit bleibt seine Zunge beim Stillen leichter unten.
> Ihre Stillberaterin wird vielleicht ein »Saugtraining« für Ihr Baby empfehlen und Ihnen zeigen, wie Sie mit einem Finger im Mund Ihres Babys sanft auf seinen Saugreflexpunkt am hinteren Gaumen drücken oder seine Zungen- und Mundbewegungen damit regulieren.
> Ein anfangs kurzes Zungenbändchen dehnt sich manchmal mit der Zeit von selbst. Bei anhaltenden Problemen kann man es vom Arzt durchtrennen lassen – ein kurzer, ambulanter Eingriff, und das Baby kann direkt danach zum Trost und zur rascheren Heilung an die Brust genommen werden.

Jetzt lohnt sich eine fachkompetente Stillberatung!

Das unruhige Baby

Wenn das Baby beim Trinken unruhig wird, liegt es meistens daran, dass die Milch entweder verzögert kommt oder, im Gegenteil, viel zu stark.

Setzt der Milchspendereflex etwas verzögert ein? Wenn Ihr Baby an der Brust unruhig wird, bevor es noch richtig zu trinken begonnen hat, ist es vielleicht irritiert, weil die Milch nicht so schnell kommt, wie es das gewohnt ist. Was darauf hindeutet: Es kommt keine Milch aus Ihrer Brust, nachdem das Baby sie losgelassen hat.

Die Lösung: Sobald das Baby Hunger bekommt, wärmen Sie die Brust, die Sie ihm geben werden, eine Minute lang mit der Babywärmflasche an (die können Sie schon vorher mit heißem Wasser füllen und eingewickelt bereitlegen). Anschließend pumpen Sie mit der Handpumpe nur so lange, bis die Milch fließt – jetzt legen Sie das Baby an. So ist ihm Ihre Brust vertraut. Nach einem oder zwei Tagen hat sich meist alles wieder eingespielt. Lesen Sie im dritten Kapitel den Abschnitt *Die Milchbildung steigern*, S. 73 ff., wie Sie die Milchmenge erhöhen können.

Ist der Milchspendereflex sehr stark? Dann kommt die Milch dem Baby so heftig entgegen, dass es kaum mit dem Schlucken nachkommt. Was darauf hindeutet: Ihre Milch tropft oder spritzt weiter aus der Mamille, nachdem das Baby sie losgelassen hat.

Die Lösung: Vor dem Anlegen ein wenig Milch ausstreichen oder abpumpen hilft, dass sie dem Baby nicht so stark entgegensprudelt. Wenn das Baby die Brust losgelassen hat, muss es vielleicht aufstoßen. Legen Sie es wieder an, sobald die Milch weniger stark aus Ihrer Brust sprudelt. Lesen Sie auch im dritten Kapitel nach, wie Sie Ihrem Baby das Trinken erleichtern, wenn zu viel Milch da ist (*Die Milchbildung verringern*, S. 76).

Das Baby weint an der Brust

Es ist eine bestürzende Erfahrung, wenn das Baby an der Brust weint, statt glücklich zu sein. Überlegen Sie als Erstes, welchen Grund Ihr Baby dafür hat, dann findet sich auch die richtige Lösung. Den wichtigsten Hinweis gibt Ihnen der Zeitpunkt, zu dem Ihr Baby weint – lehnt es die Mamille von vornherein ab, oder weint es erst, nachdem es sie schon im Mund hatte? Weint es, bevor die Milch richtig in Fluss gekommen ist oder gleich nach den ersten eifrigen Schlucken oder vielleicht erst, nachdem es schon eine Weile getrunken hat?

Das Baby weint vor dem Trinken, anstatt die Brust zu nehmen

Saugverwirrung kann der Grund sein, wenn Ihr Baby den Anschein macht, dass es mit Ihrer Mamille nicht zurechtkommt. Saugverwirrung ist umso mehr ein Thema, je jünger ein Baby ist – in den ersten vier Wochen sollte ein Neugeborenes deshalb nichts als die Mamille oder sein Däumchen in den Mund nehmen. Normale künstliche Sauger – egal, ob zum Trinken oder zur Beruhigung – erfordern andere Saugbewegungen und verwirren die sich gerade erst festigende Mundmotorik des Babys.

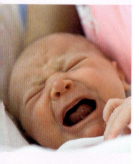

Die Lösung: Legen Sie das Baby an, bevor es zu hungrig ist, dann hat es noch mehr Geduld. Solange es die Brust strikt ablehnt, geben Sie ihm Ihre abgepumpte Milch entweder aus der Flasche mit dem Spezialsauger »Calma« oder – nach Anleitung Ihrer Hebamme oder Stillberaterin – mit Brusternährungs-Set oder Finger-Feeder. Nach einiger Zeit legt sich damit die Saugverwirrung, und das Baby trinkt wieder gerne an der Brust.

Gewöhnung an ein Brusthütchen (auch Stillhütchen genannt) hat oft zur Folge, dass dem Baby die Umstellung auf das direkte Saugen an der Brust schwerfällt. Trotzdem kann es richtig sein, bei sehr wunden oder sehr flachen Mamillen vorübergehend Brusthütchen zu nehmen, vielleicht helfen sie auch bei Saugverwirrung infolge von Flaschenernährung, den Übergang an die Brust zu erleichtern. Heute bestehen sie aus sehr dünnem Silikon, ein Rückgang der Milchmenge wird damit normalerweise nicht mehr beobachtet. Also lieber mit Stillhütchen stillen als gar nicht!

Die Lösung: Sobald es keinen Grund für die Verwendung der Hütchen mehr gibt, bieten Sie dem Baby in entspannten Situationen häufig die Brust »pur« an – nicht bei Hunger, aber beim Nuckeln zwischendurch, am Ende einer Mahlzeit oder im Halbschlaf. Nur Geduld!

Flache oder invertierte Mamillen, die bei Berührung nicht größer werden, sondern sich eher nach innen ziehen, sind im Grunde kein Still-Hindernis, denn wenn es richtig angelegt wird, nimmt das Baby zum Trinken ja nicht nur die Mamille, sondern einen großen Teil der Areola in den Mund und bekommt in jedem Fall genug Milch. Allerdings erfordert das richtige Anlegen bei dieser Mamillenform in der ersten Zeit mehr Geduld und Unterstützung beim Stillen. In Kliniken wird dann aus Zeitmangel oft ein Brusthütchen empfohlen (siehe oben).

Jedes Baby kann lernen, an »seiner« Brust zu trinken.

Die Lösung: Lassen Sie sich von ihrer Hebamme oder Laktationsberaterin IBCLC mit viel Ruhe anleiten. Bieten Sie Ihrem Baby die Brust jedes Mal an, bevor es allzu hungrig ist, und saugen Sie Ihre Mamillen vor dem Anlegen mit einer Milchpumpe in Form. Legen Sie zwischen den Stillmahlzeiten einen sogenannten Mamillenformer auf Ihre Brust (siehe S. 185).

»Stillstreik« nennen Stillberaterinnen es, wenn das Baby auf einmal die Brust ablehnt: Statt wie gewohnt zu trinken, wendet es sich ab oder es weint nach den ersten paar Schlucken und trinkt nicht weiter. Das geschieht aus einem von vielen möglichen, ganz unterschiedlichen Gründen:

> Hat eine ungewohnte Sinneswahrnehmung das Baby in Alarmbereitschaft versetzt? Vielleicht nimmt es an Ihrer Brust einen ungewohnten Duft wahr? Haben Sie ein neues Waschmittel, Shampoo, Deodorant, einen neuen Weichspüler, eine neue Körperlotion oder Haarspülung verwendet oder tragen Sie ein neues Parfum? Dann werden Sie nach einer warmen Dusche und im eingetragenen Morgenrock wieder ganz normal stillen können.

Rasche Hilfe bei Problemen

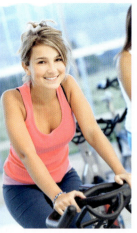

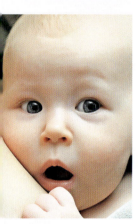

› Schmeckt die Milch vielleicht gerade sehr ungewohnt? Möglich, wenn Sie selbst ungewohnte Zutaten im Essen hatten. Ihre Milch schmeckt aufgrund Ihrer Ernährung zwar nie ganz gleich, aber vielleicht geht das dem Baby gerade zu weit. Oder kommen Sie direkt aus dem Fitness-Studio? Nach dem Sport kann vermehrte Milchsäure dem Baby den Appetit verderben. Auch eine Erkrankung oder die wieder eingetretene Menstruation kann den Geschmack Ihrer Milch vorübergehend für das Baby neuartig und dadurch nicht vertrauenswürdig machen. Die Lösung: siehe S. 163.
› Hat Ihr Baby Sie ungewollt gebissen und ist über Ihre Reaktion erschrocken? Reden Sie ihm gut zu und lassen Sie ihm Zeit, sich von seinem Schreck zu erholen.
› Kommen Zähnchen? Dann schmerzt oft das Zahnfleisch beim Trinken. Bieten Sie dem Baby einen Kühlbeißring an. Auch Ohrenschmerzen halten manche Babys vom Trinken ab: Lässt es sich an den Ohren berühren, ohne aufzuschreien? Sonst ärztlicherseits abklären.
› Ein total verstopftes Näschen kann das Trinken unmöglich machen. Träufeln sie ein paar Tropfen Muttermilch oder Isotone Kochsalzlösung (0,9%) in die Nasenlöcher, das wirkt abschwellend.
› Ist die Umgebung ungewohnt – heller, lauter, hektischer als normal? Versuchen Sie es in einem ruhigen, abgedunkelten Raum.
› Hat das Baby Verstopfung? Kommt bei größeren Babys manchmal vor, vor allem wenn sie durch das Zufüttern von Brei Verstopfung haben – sie fasten, bis das Verdauungsproblem gelöst ist. Setzen Sie vorübergehend mit dem Zufüttern aus, wenn Ihr Baby Verstopfung hat, und geben Sie ihm danach denselben Brei nicht wieder.

Fragen Sie Ihre Hebamme oder Stillberaterin, wenn das Problem anhält. Wenn Babys tagsüber streiken, trinken sie dafür meist in der Nacht häufiger oder ausgiebiger, weil sie problemlos trinken können, wenn sie entspannt sind. Bieten Sie Ihrem Baby die Brust tagsüber an, bevor es allzu hungrig ist. Auch im Halbschlaf und direkt vor dem Aufwachen trinken Babys tagsüber selbst in diesen Situationen gut. Versuchen Sie vorübergehend, ob das Stillen einmal in einer ganz anderen Haltung klappt – beim Gehen/Stehen von oben herab (Baby liegt auf Ihrer Schulter), beim Spielen zwischendurch einfach auf dem Wohnzimmerteppich, beim gemeinsamen Baden/Duschen … Fantasie ist gefragt. Damit Ihre Milchmenge nicht zurückgeht, sollten Sie Milch abpumpen oder ausstreichen zu den üblichen Trinkzeiten. Vielleicht nimmt Ihr Baby die Milch aus dem Glas. Trösten Sie sich: Kein Streik, auch kein »Stillstreik«, dauert ewig.

Mit Trinkproblemen gut umgehen

Das Baby weint während des Trinkens

Schmeckt Ihre Milch anders? Vielleicht haben Sie ein stark gewürztes Gericht gegessen oder Sie haben sich kurz vor dem Stillen körperlich angestrengt – beides kann den Geschmack Ihrer Milch vorübergehend verändern.

Die Lösung: Essen Sie etwas Vanillehaltiges, dann ist sehr bald die Welt wieder in Ordnung. Es ist zwar ungewöhnlich, dass ein Baby auf etwas reagiert, was die Mutter gegessen hat, doch bei starken Gewürzen kommt es gelegentlich vor. Viele Mütter erzählen aber auch, dass ihr Baby die Milch besonders gern mag, wenn sie zum Beispiel Knoblauch gegessen haben.

Das Baby hat sich verschluckt und das tut ihm weh. Vielleicht hat es zu hastig trinken müssen, weil ihm die Milch sehr stark entgegengesprudelt kam.

Die Lösung: Nehmen Sie Ihr Baby in die Bäuerchen-Haltung und reden Sie ihm beruhigend zu. Vielleicht muss es auch aufstoßen. Streicheln Sie es, bis es sich wieder beruhigt. Wenn dies öfter vorkommt, hilft Ihrem Kind vielleicht eine Wärmflasche auf dem Bauch während des Trinkens.

Das Baby hat Bauchschmerzen und Sie hören es in seinem Bauch »knattern« und grummeln – der Darm reagiert manchmal mit schmerzhafter Peristaltik oder sogar Stuhlgang, sobald im Magen Milch ankommt.

Die Lösung: Legen Sie dem Baby eine kleine Wärmflasche auf den Bauch. Wärme entspannt, das mildert die Peristaltik. Außerdem können Sie mit Ihrer freien Hand die Füßchen Ihres Babys massieren: Nehmen Sie ein Füßchen nach dem anderen in die Hand und lassen Sie ganz ruhig Ihren Daumen in der Fußmitte kreisen – dort liegen die Reflexzonen für die Verdauungsorgane.

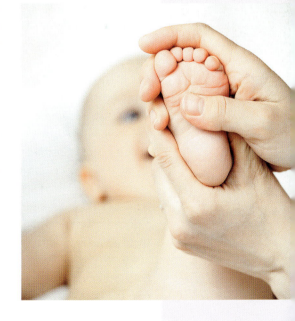

Das Baby zahnt oder hat eine verstopfte Nase – und kann deshalb beim Trinken nicht richtig atmen. Wenn es zahnt, kann ihm beim Trinken der Mund wehtun.

Die Lösung: Spritzen Sie bei Erkältung einen Tropfen Muttermilch in jedes Nasenloch, damit wird die Nase wieder frei. Wenn Ihr Baby zahnt, geben Sie ihm etwas Kaltes zum Draufbeißen, das beruhigt sein Zahnfleisch und es kann vielleicht ohne Beschwerden weitertrinken.

Das Baby bevorzugt eine Seite und lehnt die andere ab. Dies kommt relativ häufig vor und ist letztlich kein Problem. Der Grund für die Bevorzugung kann in einer etwas anderen Mamillenform liegen oder darin, dass auf der einen Seite die Milch leichter kommt.

Die Lösung: Stillen Sie Ihr Baby in der Wiegehaltung (siehe S. 50), und lassen Sie es von der bevorzugten Seite zur anderen hinübergleiten – es liegt dann unter Ihrer Achsel in der Seitenhaltung. Beenden Sie die Mahlzeit an der bevorzugten Seite. Im Prinzip kann ein Baby ebenso gut an nur einer Seite ernährt werden, die bildet automatisch entsprechend mehr Milch, weil sie mehr dazu angeregt wird, das ist ja auch bei Zwillingen so. Die Brust, an der das Baby weniger trinkt, reduziert die Milchbildung oder stellt sie ein. Beim nächsten Kind kann es wieder ganz anders sein.

Das Baby weint direkt nach dem Trinken

Das Baby hat Bauchschmerzen oder muss aufstoßen. Vielleicht hat es zu hastig getrunken oder es war von einer unruhigen Umgebung abgelenkt. Vielleicht ist es in einer Phase, in der sein Darm zu Koliken neigt.

Die Lösung: Nehmen Sie Ihr Baby in die Bäuerchen-Haltung und reden Sie ihm beruhigend zu. Lesen Sie im zweiten Kapitel, wie Sie Ihrem Baby beim Bäuerchen helfen können (S. 58 f.). Vielleicht hilft eine warme Wärmflasche auf seinem Bauch oder eine Fußmassage (siehe vorhergehende Seite). Sollte es vorkommen, dass Ihr Baby nach dem Trinken erbricht und deshalb Bauchschmerzen hat, lassen Sie es untersuchen.

Mangelnde Gewichtszunahme

Wenn Ihr Baby beim Wiegen für seine Körpergröße als zu leicht befunden wird, löst das sicherlich alle möglichen unangenehmen Gefühle in Ihnen aus. Es wird Ihnen vielleicht empfohlen, Ihr Baby bei jedem Stillen vorher und nachher zu wiegen bzw. Formulamilch zuzufüttern. Doch das ist nicht immer unproblematisch und führt

Mit Trinkproblemen gut umgehen

möglicherweise dazu, dass die Stillzeit vorschnell zu Ende geht. Sie haben einige andere Möglichkeiten, dafür zu sorgen, dass Ihr Baby ausreichend zunimmt. Holen Sie sich als Erstes Unterstützung – Sie brauchen jetzt ein ausführliches Gespräch mit einer erfahrenen Fachfrau (siehe S. 26).

> Die häufigste Ursache für eine langsame Gewichtszunahme liegt in einer teilweise falschen Stillpraxis – die Stillfachfrau wird jede Einzelheit mit Ihnen in Ruhe durchsprechen und gegebenenfalls korrigieren. Worauf es beim Anlegen und Stillen ankommt, lesen Sie im zweiten Kapitel (*Das Baby an der Brust*, S. 43); im dritten Kapitel (*Die Brust in der Stillzeit*, S. 67) steht, wie sich die Milchmenge zuverlässig und rasch steigern lässt.

> Es spricht nichts dagegen, Ihr Baby alle zwei Stunden zu stillen, egal wie alt es ist. Manche Babys haben lange Zeit einen recht kleinen Magen und brauchen deshalb häufig kleine Mengen Muttermilch. Einem solchen Baby ist nicht geholfen, wenn es nun statt Muttermilch ein Kuhmilch-Präparat aus der Flasche bekommt – es kann trotzdem nicht mehr trinken. Was es braucht, sind häufigere Stillmahlzeiten.

> Sehr kleine, untergewichtige Babys brauchen innerhalb der ersten Lebenswochen manchmal zusätzlich zur Muttermilch eine Nährlösung. Wichtig ist es dann, häufig abzupumpen, damit die Milchbildung erhalten bleibt. Das Zufüttern geschieht am besten mit dem Brusternährungs-Set (siehe Anhang, S. 185).

> Es wird nicht selten beobachtet, dass vollgestillte Babys zwischen dem dritten und vierten Lebensmonat, also bei der U 4, eher zur leichten Seite der Gewichtskurve neigen. Lesen Sie mehr darüber im fünften Kapitel unter *Die normale Gewichtszunahme*, S. 124 f.

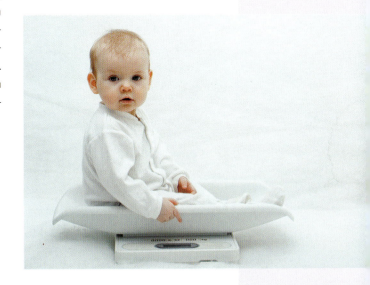

Rasche Hilfe bei Problemen

Stillen auch in Ausnahmesituationen

Zwillinge, Drillinge …

Doppeltes, dreifaches Glück und alle Hände voll zu tun – aber die enorme Arbeits- und Zeitersparnis beim Stillen macht Ihnen gerade bei Zwillingen oder Drillingen das Leben so viel leichter. Kein Einkauf, keine Fläschchenzubereitung, kein Spülen, kein Desinfizieren …

Es lohnt sich, wenn Sie schon in der Schwangerschaft Kontakt zu anderen Zwillingseltern aufnehmen, um von deren Erfahrungen zu profitieren.

Geben Sie Ihren Babys von Anfang an ausschließlich Muttermilch, so stellt sich Ihre Milchbildung mühelos darauf ein. Jede Mutter hat nämlich beim Milcheinschuss zuerst einen großen Überfluss, bei Mehrlingen geht die Milch danach einfach weniger zurück als bei einem einzelnen Baby, die Milchmenge bleibt bedarfsgerecht hoch. Nehmen Sie beim Abpumpen Ihrer Milch immer ein Doppel-Pumpset. Auch wenn Sie vielleicht anfangs von einem Ihrer Kinder getrennt sind, weil es medizinisch betreut wird, müssen Sie die entsprechende Menge Milch abpumpen.

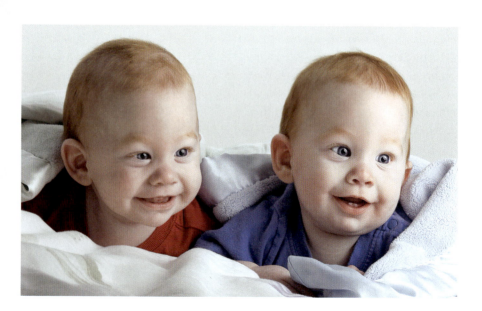

Stillen auch in Ausnahmesituationen

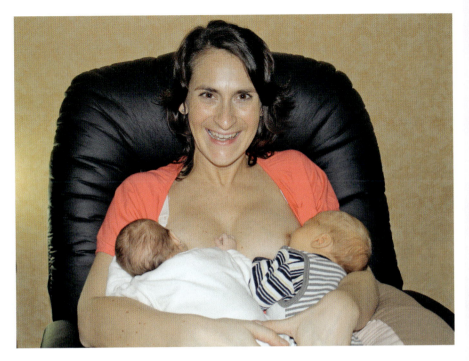

Diese Zwillinge wurden sechs Monate voll gestillt und danach mit Beikost noch lange weitergestillt, trotz anfänglicher Flasche in der Entbindungsklinik.

Zwillingsmütter und -kinder entwickeln normalerweise rasch persönliche Vorlieben in der Stillpraxis, öfter werden beide Kinder gleichzeitig in Seitenhaltung gestillt als nacheinander in einer anderen Haltung. Es kommt mehr als sonst darauf an, dass Sie sich einen Stillplatz hergerichtet haben, an dem alles so ist, wie Sie es brauchen, um die Kinder rasch und mühelos richtig anzulegen und selbst entspannt zu bleiben. Vielleicht wird es bald schon einfacher durch die Routine, die Sie alle miteinander ganz automatisch gewinnen – und wenn nicht: Seien Sie stolz auf sich für jeden Tag und jede Woche, in der Sie es geschafft haben, Ihre Kinder zu stillen!

Frühgeboren oder krank: Das Baby auf der Intensivstation

Auch wenn ein Baby anfangs noch nicht selbst an der Brust trinken kann, wird es hoffentlich nicht ganz auf Kolostrum und Muttermilch verzichten müssen. Die Muttermilch kann im Prinzip genauso gut wie andere Nahrung gefüttert werden, sogar in der Sonde, und wenn sie anfangs vielleicht nur einen kleinen Teil der Ernährung darstellt, so ist das doch von hohem Wert. Die Muttermilch bietet unter solchen Umständen sogar noch mehr gesundheitliche Vorteile als sonst. Darüber hinaus schenkt

Rasche Hilfe bei Problemen

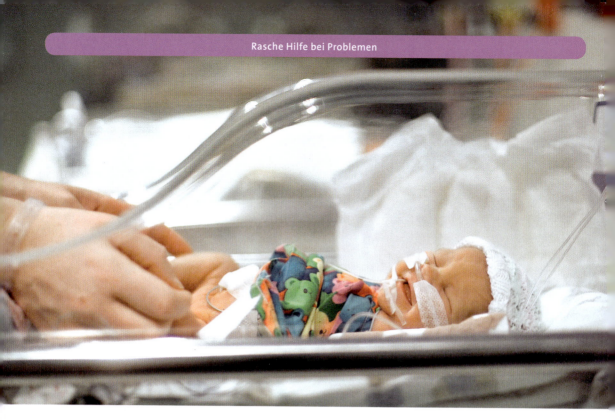

Für frühgeborene oder kranke Babys ist das Stillen ganz besonders lohnend.

sie dem Neugeborenen ebenso wie seiner Mutter notwendigen Trost in dieser seelisch belastenden Situation. Wie nichts anderes trägt sie dazu bei, die zwangsläufige Trennung zu überbrücken und zeitweilig aufzuheben. Die Minuten des Stillens oder des Milchgebens schaffen heilsame kleine Oasen der Normalität in dieser rundum belasteten Ausnahmesituation.

Die Stillhormone sind für eine Mutter in dieser Lage eine große Unterstützung, ihr Neugeborenes so, wie es ist – mit seiner bedrohlich wirkenden Unreife oder Erkrankung –, in ihr Herz zu schließen. Durch das Milchgeben kann sie aus eigener Kraft etwas für die Genesung ihres Kindes tun und findet sich in der glücklichen Lage, einen wesentlichen Beitrag zur Risikoreduzierung zu leisten. So lässt sich diese anstrengende Zeit mit all ihren seelischen Strapazen von allen Beteiligten leichter verkraften und schließlich besser verarbeiten.

Ein frühgeborenes oder krankes Baby profitiert noch mehr als ein gesundes vom Stillen und von der Muttermilch. Während des Stillens stabilisieren sich Atmung, Sauerstoffversorgung und Herzfunktion. In den ersten Tagen verhilft das Kolostrum zu einer beschleunigten Mekoniumausscheidung, womit sich eine Neugeborenen-Gelbsucht (Hyperbilirubinämie) in vielen Fällen abmildern oder ganz vermeiden lässt, was für ein frühgeborenes oder krankes Kind noch wichtiger ist als für ein gesundes. Kolostrum und Muttermilch verleihen jedem Baby einen Rundum-Infektionsschutz, doch nach einer Frühgeburt sind in der Muttermilch noch zusätzliche Antikörper und andere Immunfaktoren enthalten, durch die insbesondere die oberen Luftwege und der Verdauungstrakt intensiv geschützt werden.

Babys verschlucken sich beim Stillen seltener als beim Trinken aus der Flasche, damit ist die Aspirationsgefahr an der Brust deutlich geringer. Spezielle Wachstumsmodulatoren helfen dem unreifen Verdauungssystem auch bei der Umstellung von Sondenernährung auf das normale Trinken und machen die Muttermilch besonders gut verträglich. Außerdem verändert sich die Muttermilch immer automatisch so, wie es den Bedürfnissen des wachsenden Babys entspricht. Ein erhöhter Nährstoff- und Fettgehalt fördern Wachstum und Entwicklung, und das ist für ein unreif oder krank geborenes Kind besonders wichtig. Auch bei angeborenen Erkrankungen ist Stillen fast immer möglich, wobei die Stillhaltung entsprechend variiert wird.

Die La Leche Liga Deutschland e.V. gibt empfehlenswerte Informationsschriften heraus zum *Stillen von Frühgeborenen* sowie zum *Stillen eines Adoptivkindes und Relaktation* oder *Stillen eines Kindes mit Down-Syndrom*. Bei Trisomie 21 wirkt sich das Stillen besonders vorteilhaft auf die Entwicklung aus, ebenso wie bei vielen anderen körperlichen Veränderungen oder Handicaps, darunter auch die Lippen-Kiefer-Gaumenspalte. Hierzu gibt es die informative Broschüre *Lasst uns etwas Zeit – Wie Kinder mit einer Lippen- und Gaumenspalte gestillt werden können*. (Die Adresse der La Leche Liga finden Sie im Anhang, S. 187, alle erwähnten Schriften auf S. 183.)

Manchmal leidet der Milchspendereflex in den ersten Tagen unter einer angespannten Situation – dann hilft vorübergehend ein Oxytozin-Nasenspray (Syntocinon), das Ihnen die Hebamme verordnen kann. Dies sollte jedoch immer nur eine kurzzeitige Hilfe in Ausnahmesituationen sein, auf Dauer würde die Milchbildung darunter leiden.

Stillen als Schmerzmittel

Das Stillen führt im Körper des Babys zu Reaktionen, die ihm während kleiner *medizinischer Eingriffe* Schmerzen ersparen – das ist das Ergebnis einer französischen Studie, in der Kriterien wie Mimik, Arm- und Beinbewegungen, Veränderungen des Herzschlags und Laut-Äußerungen auf einer Schmerzskala bewertet wurden. Bei Babys, die während einer Blutabnahme an der Brust tranken, wurden deutlich geringere Schmerzanzeichen gemessen. Hingegen konnte keinerlei *Schmerzlinderung* festgestellt werden, wenn Babys bei der Blutabnahme zwar im Arm waren, aber nicht an der Brust tranken. Von den 44 gestillten Babys zeigten sogar 16 keinerlei Reaktion auf den Nadelstich – sie scheinen ihn nicht einmal bemerkt zu haben.

Stillen bei Krankheit

Wenn Sie während der Stillzeit erkranken, brauchen Sie in erster Linie Hilfe und Unterstützung.

Ihre Krankenkasse übernimmt unter Umständen die Kosten für eine Haushaltshilfe – Sie können sich telefonisch in Ihrer Zweigstelle darüber informieren und sich einen Antrag zuschicken lassen. Sie dürfen jetzt Ihre eigenen Bedürfnisse nicht hintanstellen, sondern müssen in erster Linie an sich selbst denken, denn dass Sie so schnell wie möglich wieder gesund werden, liegt im Interesse Ihrer ganzen Familie.

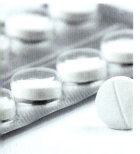

Müssen Sie Medikamente einnehmen, werden Sie sich fragen, ob diese in die Milch übergehen und dem Baby schaden können. Häufig wird angenommen, dass eine Medikamenteneinnahme der Mutter nicht mit dem Stillen vereinbar sei. Die Aussagen auf den Beipackzetteln legen dies meist eher nahe. Dabei stehen tatsächlich für die meisten Erkrankungen gut erprobte Medikamente zur Verfügung, mit denen problemlos weitergestillt werden kann. Im Anhang finden Sie eine übersichtliche Liste von stillverträglichen Arzneimitteln, darüber hinaus sollten Sie sich gegebenenfalls an Ihre Ärztin, Hebamme oder Stillberaterin wenden, die sich zur Klärung offener Fragen an das »Pharmakovigilanz- und Beratungszentrum für Embryonaltoxikologie« in Berlin wenden können. Dieses öffentlich geförderte, unabhängige Institut bietet dem Gesundheitswesen unabhängige Informationen zur Verträglichkeit der wichtigsten Medikamente bei der Behandlung häufig vorkommender Krankheiten in Schwangerschaft und Stillzeit. Nur in schwierigen Situationen werden dort auch stillende Mütter direkt beraten. (Mehr dazu im Anhang, s. 175 f.) Das Institut stellt außerdem umfangreiche Informationen im Internet zur Verfügung unter: http://www.embryotox.de.

Sie können unbesorgt weiterstillen bei:

- *örtlicher Betäubung* (z.B. beim Zahnarzt);
- nach einer *Narkose* (z.B. beim Kaiserschnitt), auch nach einer Vollnarkose kann das Baby sofort nach dem Aufwachen angelegt werden;
- den gängigen *Antibiotika*, z.B. Penicillinen, Cephalosporinen, Erythromycin und anderen Makroliden sowie Co-trimoxazol;
- *Glucocorticoiden*, z.B. Prednisolon – selbst in höheren Dosen.

Besonders gut untersuchte Medikamente für die Stillzeit sind dort in einer Tabelle zusammengestellt. Des Weiteren heißt es: »Wenn Sie als stillende Mutter eine Frage zu Medikamenten haben, die sich nicht mit diesen Internetseiten klären lässt, fragen Sie bitte Ihre(n) Kinderarzt/Kinderärztin oder Ihre Gynäkologin, Ihre Hebamme, Stillberaterin oder in Ihrer Apotheke. Weisen Sie dann bitte unbedingt auf unser Informationsangebot für Fachkreise hin sowie auf die von uns herausgegebenen Fachbücher. Wenn im Zusammenhang mit Ihren Medikamenten bei Ihrem Kind Symptome beobachtet oder Medikamentenspiegel im Blut gemessen wurden, dann schicken Sie uns bitte die Befunde mit dem Stillzeit-Fragebogen.«

Stillen schützt das Baby

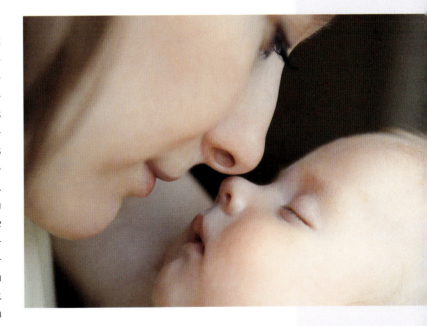

So gut wie immer kann das Baby auch während einer Erkrankung weitergestillt werden, das hat in der Regel sogar Vorteile sowohl für Sie als auch für Ihr Kind. Voraussetzung dafür ist natürlich, dass Sie gut versorgt sind und ausreichend bei Kräften bleiben. Bei den meisten normalen Infektionskrankheiten, wie Grippe oder Erkältung, steigen die speziellen Antikörper in Ihrer Milch sehr rasch an und schützen Ihr Baby. Deshalb ist das Weiterstillen gerade dann sehr hilfreich für Ihr Kind, das ja ebenfalls schon Kontakt mit den Erregern hatte, bevor Ihre Symptome aufgetreten sind. Sollte es auch selbst noch krank werden, verhelfen die speziellen Antikörper, die es in der Muttermilch bekommt, zu einem leichteren Verlauf und einem rascheren Abklingen der Symptome.

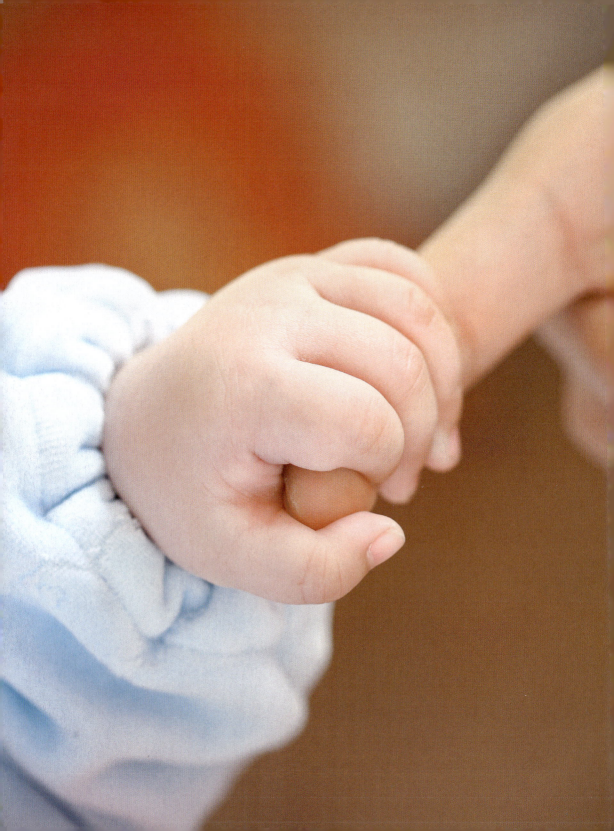

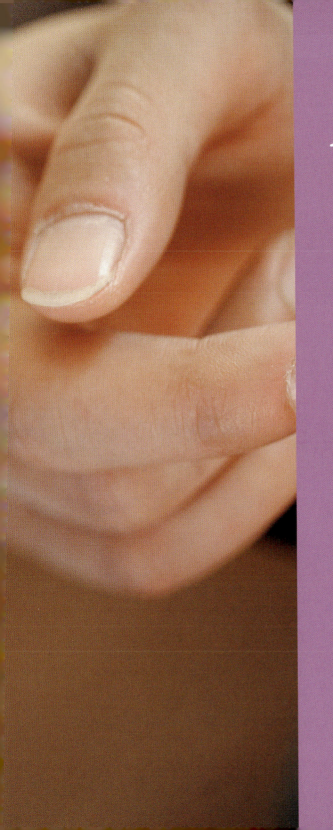

Anhang

Zusammensetzung der Muttermilch

		Kolostrum ca. bis 3./4. Tag	Übergangsmilch ca. 6. bis 10. Tag	reife Milch ab ca. 10. Tag
Energie	kcal	56	65	69
Eiweiß	g	2,6	1,6	1,1
Fett	g	2,9	3,5	4,0
Kohlenhydrate	g	4,9	6,6	7,0
Cholesterin	mg	k.A.	29	25
Natrium	mg	54	29	13
Kalium	mg	64	64	47
Kalzium	mg	29	40	29
Phosphor	mg	k.A.	18	15
Magnesium	mg	3	3,5	3
Eisen	µg	48	40	58
Zink	µg	k.A.	351	134
Jod	µg	k.A.	2,4	5
Selen	µg	1	1	3
Kupfer	µg	46	54	35
Mangan	ng	1 100	k.A.	712
Vitamin A	µg RE	169	143	69
Vitamin D	ng	k.A.	k.A.	67
Vitamin E	µg TE	1 100	514	278
Vitamin K	ng	k.A.	k.A.	483
Vitamin C	mg	k.A.	5,5	6,5
Vitamin B1	µg	10	20	15
Vitamin B2	µg	k.A.	4	38
Vitamin B6	µg	k.A.	k.A.	14
Folsäure	µg	k.A.	0,5	8,0
Niacin	µg	k.A.	180	170
Pantothensäure	µg	k.A.	290	210
Vitamin B12	ng	k.A.	36	50
Biotin	ng	k.A.	400	580
Relation von Eiweiß : Fett : Kohlenhydrate in% der Energie		18 : 47 : 35	10 : 49 : 41	7 : 53 : 39

k.A. = keine Angabe

Quelle: »Stillen und Muttermilchernährung«, BzgA, S.16 (Souci/Fachmann/Kraut, 2000)

Medikamente während der Stillzeit

Wussten Sie, dass die meisten Medikamente für gängige Beschwerden während der Stillzeit durchaus eingenommen werden können? Die medikamentöse Behandlung einer Erkrankung erfordert tatsächlich nur in seltensten Fällen eine Stillpause oder gar das Abstillen. Dazu zählen Behandlungen mit Zytostatika (Chemotherapie), Radionuklide, bestimmte Kombinationen von Psychopharmaka oder Antiepileptika sowie jodhaltige Kontrastmittel/Expektoranzien bzw. die großflächige jodhaltige Desinfektionsbehandlung.

Für die häufigsten Erkrankungen gibt es eine umfangreiche Liste von Medikamenten der Wahl vom *Beratungszentrum für Embryonaltoxikologie*. Das Institut stellt ausführliche Informationen im Internet zur Verfügung (unter www.embryotox.de). Es gibt dort eine Datenbank für Fragen zu medikamentösen Wirkstoffen (http://www.embryotox.de/wirkstoffe.html) und eine zu häufigen Erkrankungen (http://www.embryotox.de/erkrankungen.html).

Bei weiteren Unsicherheiten bietet das Institut auch einen Fragebogen an, der ausgefüllt und eingeschickt werden kann.

Persönliche Beratung wird für medizinische Fachpersonen angeboten unter der Telefonnummer 030/303 08-111. Bitten Sie Ihre behandelnde Ärztin oder Ihren Arzt, sich dort nähere Informationen zur Stillverträglichkeit bestimmter medikamentöser Behandlungen einzuholen, die in Ihrem individuellen Fall geplant sind.

Die häufigsten Verordnungen

Die häufigsten Fragen von stillenden Frauen zu Medikamenten betreffen die Gruppen der Antibiotika, bei bakteriellen Infektionen, sowie Analgetika (Schmerzmittel), beispielsweise bei Kopf- oder Rückenschmerzen. Laut *Embryotox* sind hierbei die Mittel der Wahl (siehe nächste Seite):

Anhang

Antibiotika (Bakterielle Infektionen) *Generell sollte Ihr Arzt im Zweifelsfall mit Embryotox abklären, welches Mittel verschrieben werden kann.*	Penicilline Cephalosporine Reserve: Makrolide
Analgetika (Schmerzmittel)	Paracetamol, ggf. + Codein Ibuprofen Fentanyl (kurzzeitig) Bei Migräne ggf. Sumatriptan

Medikamente der Wahl für andere häufige Beschwerden

Allergien *Einer Hyposensibilisierung mit Allergen-extrakten steht das Stillen nicht im Wege.*	Loratadin Cetirizin Dimetinden
Asthma	ß2-Sympathikomimetika (inhalativ) Cromoglicinsäure (inhalativ) Budesonid (inhalativ) Theophyllin
Bluthochdruck (Hypertonus)	α-Methyldopa Metoprolol Dihydralazin Reserve: Nifedipin
Chronisch entzündliche Darmerkrankungen	Mesalazin Sulfasalazin Glukokortikoide Reserve: Azathioprin
Depressive Stimmung	Amitriptylin Sertralin
Diabetes mellitus	Humaninsulin
Gastritis	Antazida bewährte H2-Blocker wie Ranitidin
Glaukom	Betarezeptorenblocker Carboanhydrasehemmstoffe Cholinergika
Refluxösophagitis	Omeprazol

Gesetzliche Regelungen für Krankenkassenleistungen im Anschluss an eine Geburt

Deutschland

> Ihre *Nachsorge-Hebamme* rechnet direkt mit der Kasse ab, eine ärztliche Überweisung ist nicht nötig. Sie haben einen Anspruch auf Kostenerstattung durch die gesetzliche Krankenkasse für einen täglichen Hausbesuch innerhalb der ersten zehn Tage nach der Geburt – Ihre Hebamme könnte Sie auch bereits in der Entbindungsklinik besuchen. Weitere 16 Hausbesuche während der ersten acht Wochen, sofern notwendig, die Häufigkeit dieser Besuche orientiert sich an Ihren Bedürfnissen. Vier Stillberatungstermine bis zum Ende der Stillzeit. Zusätzlich kann bei Bedarf (z.B. nach Frühgeburt) eine unbegrenzte Anzahl von Hebammenbesuchen ärztlich verordnet werden.

> Die hier angegebenen Zahlen können sich möglicherweise ändern, da die Hebammen sich immer wieder für eine Verbesserung der Kostenerstattung einsetzen. Aktuelles erfahren Sie unter: www.hebammenverband.de

> *Bei Privatkassen:* Erkundigen Sie sich bitte nach eventuellen Abweichungen.

> *Stillberatung* wird in Deutschland bisher nur von der Krankenkasse getragen, solange sie von einer Hebamme geleistet wird. Die ausgebildeten Stillberaterinnen der La Leche Liga (LLL) und der Arbeitsgemeinschaft Freier Stillgruppen (AFS) beraten in der Regel ehrenamtlich. Still- und Laktationsberaterinnen mit IBCLC-Zertifikat beraten im Rahmen ihrer Kliniktätigkeit oder bieten mancherorts ihre Beratung auch privat gegen Gebühr an.

Österreich

Für Stillberatung wird in Österreich seitens der Kassen kein Stillgeld gezahlt – mit Ausnahme der Nachbetreuung durch eine Hebamme mit Kassenvertrag. Es besteht Anspruch auf die Hebammen-Betreuung nach einer ambulanten Geburt bzw. Hausgeburt mit täglich einem Hausbesuch vom ersten bis zum fünften Tag nach der Geburt; danach bei besonderen Problemen (z.B. Stillproblemen) vom sechsten Tag bis zur achten Woche auf maximal sieben weitere Hausbesuche bzw. Sprechstunden in der Praxis. Bitte erkundigen Sie sich bei Ihrer Kasse im Detail nach den jeweiligen Leistungen.

Schweiz

In der Schweiz erhält jede Frau die Kosten für drei Stillberatungen durch die gesetzliche Krankenkasse erstattet. Die Stillberatung muss allerdings durch eine Hebamme oder eine Krankenschwester mit IBCLC-Zertifikat erfolgen. Manche Kliniken führen die erste dieser drei Stillberatungen schon während der Schwangerschaft durch. Außerdem zahlen manche Kassen ein Stillgeld von 200,-- bis 250,-- sFr. Bitte erkundigen Sie sich bei Ihrer Kasse auch, ob eventuell bestimmte Nachweise verlangt werden. Manche Kassen möchten eine kinderärztliche Bestätigung dafür sehen, dass das Kind tatsächlich gestillt wird.

Auswirkungen der künstlichen Säuglingsernährung

Aspekte	Stillen	künstliche Säuglings-ernährung	Auswirkungen der künstlichen Säuglingsernährung
1. Mutter-Kind-Bindung			
Oxytocinausschüttung bei Mutter und Kind	hoch	minimal	Hormonelle Unterstützung für den Aufbau von Vertrauen, Bindung und Zufriedenheit und Unterstützung für die mütterliche Rolle fehlen
Hautkontakt	ca. 600 Stunden in den ersten 6 Monaten		?
soziale Teilnahme des Kindes	Kind kann ohne großen Aufwand mitgenommen werden	Kind wird eher zu Hause gelassen/an andere abgegeben	?
2. Entwicklung			
sensomotorische Stimulierung	gut	gering	zusätzlicher Förderaufwand nötig
Kiefer und Zähne	optimale Saugbeanspruchung	eingeschränkte Saugbeanspruchung	Kiefer-, und Zahnentwicklung beeinträchtigt, zusätzlicher Förderaufwand (Logopädie) nötig
3. Ernährung			
Eiweiß: Molkeneiweiß Casein Aminosäuren	viel feinflockig optimal	wenig grobflockig ungünstig	schwerer verdaulich, schlechter resorbierbar, mehr Verdauungsstörungen Stoffwechsel- und Nierenbelastung

Anhang

Aspekte	Stillen	künstliche Säuglings-ernährung	Auswirkungen der künstlichen Säuglingsernährung
Fett: Fettsäuren Lipase Fettemulsion	optimal vorhanden feinflockig	z.T. ungünstig fehlt grobflockig	Gehirn- und Augenentwicklung weniger gut ; Fett ist schwerer verdaulich und wird schlechter ausgenutzt
Mineralien	richtig	zu viel	Nierenbelastung
Spurenelemente: Bioverfügbarkeit	sehr gut	z.T. gering	Gefahr des Mangels selbst bei reichlicher Zufuhr
Zusammensetzung und Geschmack der Nahrung	variabel	festgelegt	kann nicht auf augenblicklichen Bedarf eingestellt werden; die geschmackliche Vorbereitung auf die Familienkost fehlt

4. Schutz des Magen-Darm-Traktes

IgA	vorhanden	fehlt	mehr nekrotisierende Enterocolitis bei Frühgeborenen, mehr Durchfälle und andere Magen-Darm-Erkrankungen
Laktoferrin	vorhanden	fehlt	
Lysozym	vorhanden	fehlt	
Bifidus-Faktor	vorhanden	fehlt	ungünstige Darmflora (Stuhl stinkt)

5. Erkrankungen

häusliche Keime	spezifische Antikörper	keine Antikörper	häufigere und schwerere Erkrankungen
Atemwegserkrankungen			mehr Krankenhausaufenthalte
Mittelohrentzündung			mehrfach höhere Erkrankungsrate
kardiovaskuläre Erkrankungen			erhöhtes Erkrankungsrisiko
juveniler Diabetes			mehr jugendliche Zuckerkrankheit
Krebserkrankungen			höheres Erkrankungsrisiko
Übergewicht, Adipositas			verdoppeltes Risiko
plötzlicher Kindstod			verdoppeltes Risiko

Auswirkungen der künstlichen Säuglingsernährung

Aspekte	Stillen	künstliche Säuglings-ernährung	Auswirkungen der künstlichen Säuglingsernährung
6. chemische Schadstoffe und pathogene Bakterien			
fettlösliche Schadstoffe	vorhanden	kaum vorhanden	keine Auswirkungen festgestellt
wasserlösliche Schadstoffe	kaum	z.T. Nitrat, Aluminium, Blei, Kupfer	Krankheiten und Todesfälle
pathogene Bakterien	keine	im Pulver vorhanden	Erkrankungen und Todesfälle
7. Herstellung und Zubereitung			
Herstellungsfehler	keine	falsche oder fehlende Zutaten (z.B. Vit B)	Erkrankungen und Todesfälle
Zubereitungsfehler	keine	häufig	Risiko mangelnder Hygiene Risiko der Fehlernährung
8. Gesundheit der Mutter			
Rückbildung der Gebärmutter	hormonell unterstützt	keine Unter-stützung	Rückbildung verzögert
Brustkrebs	jedes Jahr Still-zeit senkt das Risiko um ca. 5%		Risiko erhöht
Eierstockkrebs			Risiko erhöht
kardiovaskuläre Erkrankungen	langes Stillen verringert das Risiko		Risiko erhöht
Diabetes Typ 2			Risiko erhöht
Gewicht	in der Schwan-gerschaft an-gelegte Depots werden auf-gebraucht	die Depots werden nicht aufgebraucht	erhöhtes Risiko, dass zusätzliche Pfunde bleiben

Aspekte	Stillen	künstliche Säuglings- ernährung	Auswirkungen der künstlichen Säuglingsernährung
9. Ökologie und Ökonomie			
Herstellung	effizient, nach Bedarf dezentral	aufwändig	zusätzliche Viehhaltung, Fabriken, Maschinen, Energieverbrauch, Transport, Verpackung
Umweltbelastung	keine	hoch	Müll, Abgase, Ressourcen- verbrauch
Kosten	gering für zusätzliche Nahrung der Mutter	hoch	*Familie:* Babynahrung, Zubehör, Strom *Krankenkassen:* Behandlungs- kosten (USA: mind. 3,6 Milliarden USD pro Jahr) *Wirtschaft:* mehr Fehlzeiten wegen Betreuung kranker Kinder

© *Arbeitsgemeinschaft Freier Stillgruppen AFS, Bonn 2010*
Ein herzlicher Dank an Utta Reich-Schottky, die den Abdruck dieser Tabelle
aus ihrem Buch Stillen & Stillprobleme *ermöglichte.*

Literatur

Bauer, Ingrid: *Es geht auch ohne Windeln!* Kösel, München, 5. Aufl. 2010

Bloemeke, Viresha J.: *»Es war eine schwere Geburt ...«* Kösel, München, 2. Aufl. 2010

Board, Teresa: *Das Stillen eines Babys mit Down-Syndrom.* LaLecheLiga-Verlag, Gars am Inn 2006

Bumgarner, Norma Jane: *Wir stillen noch – Über das Leben mit gestillten Kleinkindern.* LaLecheLiga-Verlag, Gars am Inn 2008

Cronjaeger, Marietta: *Das Stillkochbuch.* Kösel, München, 13. Aufl. 2011

Gaskin, Ina May: *Die selbstbestimmte Geburt.* Kösel, München, 6. Aufl. 2011

Gebauer, Karl/Hüther, Gerald: *Kinder brauchen Wurzeln.* Patmos Verlag/Walter Verlag, Düsseldorf und Zürich 2002

Gonzales, Dr. Carlos: *Mein Kind will nicht essen – ein Löffelchen für Mama.* LaLecheLiga-Verlag, Gars am Inn 2007

Hebamedia, Hrsg.: *Eltern-Info.* Aus dem Verlag der Deutschen Hebammen Zeitschrift kommen diese kleinen, informativen Schriften zu vielen Themen der Stillzeit. Erhältlich von Ihrer Hebamme oder beim Verlag: www.staudeverlag.de

Hormann, Elizabeth: *Stillen eines Adoptivkindes und Relaktation: Eine ausführliche Anleitung für Adoptivmütter mit Hinweisen für Mütter, die nach einer Stillpause wieder stillen wollen.* LaLecheLiga-Verlag, Gars am Inn 1998

de Jong, Theresia Maria/Kemmler, Gabriele: *Kaiserschnitt. Wie Narben an Bauch und Seele heilen können.* Kösel, München, 7. Aufl. 2011

Juul, Jesper: *Was gibt's heute? Gemeinsam essen macht Familie stark.* Beltz, Weinheim, Nachdruck 2010

La Leche Liga: *Stillen von Frühgeborenen.* LaLecheLiga-Verlag, Gars am Inn, Neuauflage 2006

Masaracchia, Regina: *Gespaltene Gefühle – Lippen-, Kiefer-, Gaumenspalten: ein Elternratgeber.* Oesch Verlag, Zürich 2005

Odent, Michel: *Geburt und Stillen: Über die Natur elementarer Erfahrungen.* C.H. Beck, München 1994, Neuauflage 2006

Richter, Robert/Schäfer, Eberhard: *Das Papa-Handbuch. Alles, was Sie wissen müssen zu Schwangerschaft, Geburt und dem ersten Jahr zu dritt.* Gräfe & Unzer, München 2005

Sears, William: *Schlafen und Wachen – Ein Elternbuch für Kindernächte.* LaLecheLiga-Verlag, Gars am Inn 2005

Sears, William: *Das »24-Stunden-Baby« – Kinder mit starken Bedürfnissen verstehen.* LaLecheLiga-Verlag, Gars am Inn 1998

Seitz, Edith: *Busi sagte Henriette.* edition buntehunde, Regensburg 2008 (Kinderbuch)

Wittmair, Susanne: *Zwillinge stillen – Hilfe für alle Situationen.* Verlag von Gratkowski, Landsberg am Lech, 2. Auflage 2009

DVDs für Eltern

12 Mütter, 2 Profis über die Stillzeit: Mamas Milch. 2 DVDs, 220 Minuten. www.mamas-milch.de

Fachliteratur zum Thema

Abou-Dakn, Michael/Reeck, Andrea/Juhre, Bernd/Meese, Gisela: *Der Weg zum Babyfreundlichen Krankenhaus – Praxisleitfaden*. Kilian Verlag 2009

Both, Denise/Frischknecht, Kerri: *Stillen kompakt: Atlas zur Diagnostik und Therapie in der Stillberatung*. Elsevier 2007

Lawrence, Ruth A.: *Breastfeeding – A Guide for the Medical Profession*. Saunders 2010

Montagu, Ashley: *Körperkontakt. Die Bedeutung der Haut für die Entwicklung des Menschen*. Klett-Cotta, 11. Auflage 2004

Muß, Karin: *Stillberatung und Stillförderung*. Wissenschaftliche Verlagsgesellschaft 2005

Reich-Schottky, Utta/Rouw, Elien: *Stillen & Stillprobleme*. Arbeitsgemeinschaft Freier Stillgruppen 2010

Schäfer, Christof/Spielmann, Horst/Vetter, Klaus: *Arzneiverordnung in Schwangerschaft und Stillzeit: Das Nachschlagewerk für die tägliche Praxis*. Urban & Fischer Verlag 2006

Bildnachweis

Antje Anders/Eltern/PICTURE PRESS: 45, 46, 48, 50, 51, 53 und die Fotos auf der beiliegenden Stillanleitung

© *Baby Wild:* 185

BananaStock RF: 32

Fancy RF: 21, 42/43, 87, 112/113, 157

Fotolia.com: 66/67 (Oscar Brunet), 83 (Günter Menzl), 100 groß (Elena kouptsova-vasic), 121 (Alexandra Belikova), 152 (Carmen Steiner)

iStockphoto: 18 ((NatesPics), 31 (Goldmund), 35 (rest), 39 (RapidEye), 102 u (ZoneCreative), 107 (Hannes Eichinger), 165 (NiDerLander), 168 (slovegrove)

© *Lansinoh Laboratories:* 186

© *Medela AG, Switzerland:* 28 o, 71 u, 78, 158 u

Madeleine Peter: 167

Shutterstock: 12/13 (Vivid Pixels), 15 o (Andriy Maygutyak), 15 u (Dean Mitchell), 19 (Elena P.), 23 (Monkey Business Images), 24 (Vivid Pixels), 27 (mmm), 28 u (Norberto Mario Lauria), 33 o (Schalke fotografie | Melissa Schalke), 33 u (Serhiy Kobyakov), 40 (Melissa King), 55 (Elena P.), 57 (Suzan), 58 (Surkov Vladimir), 59 (sonya etchison), 61 (Monkey Business Images), 62 (Andriy Maygutyak), 68 (Kati Molin), 71 o (Mila Supinskaya), 72 (MADDRAT), 73 (beauty_archive), 75 (sil63), 76 (linerpics), 77 (Simone Voigt), 84/85 (foto Arts), 88 (Vladimir Melnik), 89 (Svetlana Mihailova), 90 o (Supri Suharjoto), 90 u (Serhiy Kobyakov), 92 (PHB.cz (Richard Semik)), 93 o (Martin Kubát), 93 u (ampFotoStudio), 94 o (Natalia Clarke), 94 u (Silvia Bogdanski), 95 (Ingriatts), 96 o (Monkey Business Images), 96 u (DUSAN ZIDAR), 97 (Yuri Arcurs), 98 (Torsten Schon), 99 (Tyler Olson), 100 klein (BlueOrange Studio), 102 o (paul prescott), 104 l (NatUlrich), 104 m (ducu59us), 104 r (Svetlana Larina), 105 (Christo), 106 (Vivid Pixels), 108 (didon), 109 (Monkey Business Images), 115 (PHB.cz (Richard Semik)), 117 (Hannes Eichinger), 118 (Svetlana Fedoseyeva), 120 (Dean Mitchell), 123 (Kokhanchikov), 125 (BlueOrange Studio), 126 (Igor Stepovik), 128 (Nina Vaclavova), 131 (iwka), 132 o (Crisp), 132 u (Heike Rau), 134 (Libtom), 135 (sonya etchison), 136 (Stanislav Fridkin), 139 (Oleg Kozlov), 140/141 (Sean Prior), 144 (PashOK), 146 (Svetlana Lukienko), 147 (ultimathule), 150 (Valua Vitaly), 153 (Monkey Business Images), 158 o (dmitrieva), 160 (Adam Przezak), 162 o (Andresr), 162 u (: saiko3p), 163 (Dmitry Naumov), 166 (Stuart Monk), 170 (Magone), 171 (Lena S), 172/173 (zhu difeng)

Sandra Totzek: 143

WHO/UNICEF Initiative »Babyfreundliches Krankenhaus«: 185

Kerstin Zellner: 29, 122, 130

Stillzubehör

Nützliche Dinge während der Stillzeit, die Sie im Fachhandel, in der Apotheke oder auch im Online-Shop der La Leche Liga (www.lalecheliga.de) erhalten:

Amerikanisches Stillkissen (Baby Wild-Stillkissen): Leichtes Stillkissen mit formstabiler Liegefläche, das Baby bleibt bequem in der optimalen Position. Die patentierte Rückenstütze entlastet Rücken-, Hals- und Nackenmuskulatur der Mutter. Ideal auch bei Frühchen und nach einer Kaiserschnitt-Entbindung. In den USA seit langem erfolgreich eingesetzt, jetzt auch bei uns erhältlich. (www.baby-wild.de)

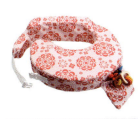

Brusternährungs-Set: nur wenn Zufüttern notwendig ist. Das Baby bekommt damit Zusatznahrung, während es an der Brust saugt, so wird sein Saugverhalten nicht irritiert. Von einer Flasche (die an einem Halsband hängt) führen zwei Schläuchlein zu den Mamillen und sorgen dafür, dass das Baby für sein Saugen belohnt wird – es wird satt und regt gleichzeitig die Milchbildung an (siehe Foto auf S. 158).

Brusthütchen (Stillhütchen): Können vorübergehend sinnvoll sein, um bei sehr wunden oder flachen Mamillen das (Weiter-)Stillen zu ermöglichen. Erhältlich in mehreren Größen – bitte nur die passende verwenden. Lassen Sie sich darin fachgerecht anleiten. Korrektes Anlegen erfordert ein wenig Übung. Der Rand des Stillhütchens liegt beim Trinken glatt an und stülpt sich nicht dem Kind entgegen.
Mehr Informationen zu diesen und ähnlichen Produkten finden Sie im Internet, beispielsweise unter: www.medela.de oder www.ameda.ch oder www.lansinoh.de

Brustwarzenschutz (Mamillenschutz): schützt wunde oder rissige, berührungsempfindliche Mamillen. Die Heilung wird unterstützt durch eine optimale Luftzirkulation. Mit weicher Silikonauflage für angenehmes und unsichtbares Tragen. Achten Sie aber unbedingt auf ein ausreichend großes BH-Körbchen, damit kein stauender Druck auf die Brust entsteht.

Mamillenformer: nur bei flachen oder invertierten Mamillen. Werden jeweils eine Stunde vor dem Stillen getragen, damit die Mamillen beim Stillen leichter hervortreten. Das weiche Silikon passt sich der Körperform an und garantiert einen diskreten und hohen Tragekomfort.

Anhang

Milchauffangschale: fängt austretende Milch sicher auf und schützt die Kleidung. Für ein unsichtbares und bequemes Tragen sorgt die körperangepasste Form und die Silikonauflage. Mit Ausguss zum Entleeren der gesammelten Milch. Hilfreich beispielsweise für berufstätige Frauen.

Milchpumpe: Eine Handmilchpumpe wird während der Stillzeit gelegentlich nützlich sein. Milchpumpen zum Ausleihen bekommen Sie in der Apotheke, über Ihre Hebamme oder Stillberaterin, mit Rezept trägt die Krankenkasse einen Teil der Leihgebühr. Achten Sie unbedingt auf eine für Sie passende Haubengröße!

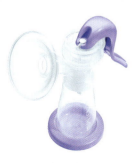

Gute Pumpen gibt es beispielsweise von Avent, Lansinoh, Medela.

Multi-Mam oder Mother Mates®: weiche Gel-Kompressen zur Linderung und Heilung bei gereizten oder wunden Mamillen im Sinne der feuchten Wundbehandlung. Sie können dezent im Still-BH getragen werden.

PureLan oder Lansinoh®: Ultrareines Lanolin (Wollfett). Pflegt empfindliche und/oder trockene Mamillen. Muss vor dem Stillen nicht entfernt werden.

Still-Büstenhalter: Während der Stillzeit kann ein BH die Brust angenehm stützen und halten. Anfangs ist dies manchen Frauen sogar während der Nacht angenehm. Bei speziellen Still-BHs lässt sich jede Brust separat freimachen. Suchen Sie sich ein Modell aus, das sich rasch und leicht einhändig öffnen und schließen lässt. Achten Sie beim Kauf auf eine gut passende Größe: Der BH darf nirgends drücken und sollte gut stützen, ohne Ihre Schultern zu belasten. Im Körbchen sollte auch noch Platz für die Stilleinlagen sein.

Stilleinlagen: Leisten Sie sich Stilleinlagen aus reiner Naturseide und Wolle – sie besitzen hautpflegende Eigenschaften und fühlen sich besonders gut an. Seide und Wolle leiten Feuchtigkeit von der Haut ab und verdunsten sie. Naturfasern sind viel pflegeleichter als Baumwolle – sie brauchen seltener gewaschen zu werden, deshalb können Sie mit sechs Stück auskommen. Wichtig: In Feuchtigkeit und Stickigkeit bildet sich ein beliebter Nährboden für Hautpilze wie *Soor* – wechseln Sie deshalb feuchte Baumwoll- oder Einmal-Stilleinlagen häufig aus und verzichten Sie grundsätzlich auf Stilleinlagen mit Plastikschicht. Darin werden Mamillen leichter wund.

Temperature-Pack: Kompresse in Brustform, kann einfach gekühlt oder erwärmt und auf die Brust gelegt werden. Spart die Mamille aus.

Adressen rund ums Stillen

Stillen

Deutschland

Arbeitsgemeinschaft Freier Stillgruppen (AFS), Bundesverband e.V.
Bornheimer Straße 100, 53119 Bonn
E-Mail: geschaeftsstelle@afs-stillen.de, Internet: www.afs-stillen.de
Telefon-Hotline: 0180-5-784 55 36
(0180-5-STILLEN) für 0,14 EUR pro Minute

La Leche Liga Deutschland (LLLD)
Geschäftsstelle e.V.
Gesellenweg 13 25, 32427 Minden
Tel.: 0571/489 46, Fax: 0571/404 94 80
E-Mail-Beratung: info@lalecheliga.de, Internet: www.lalecheliga.de
Bestellungen über den Online-Shop: http://www.lalecheliga.de/shop/index.html

Berufsverband Deutscher Laktationsberaterinnen (BDL)
Sekretariat
Hildesheimer Straße 124 E, 30880 Laatzen
Tel.: 0511/87 64 98 60
E-Mail: sekretariat@bdl-stillen.de, Internet: www.bdl-stillen.de

Nationale Stillkommission
am Bundesinstitut für Risikobewertung
Thielallee 88-92, 14195 Berlin
Internet: www.bfr.bund.de

»Babyfreundliches Krankenhaus« (BFHI) e.V.
WHO/UNICEF-Initiative
Jan-Wellem-Str. 6, 51429 Bergisch-Gladbach
E-Mail: info@babyfreundlich.org, Internet: www.stillfreundlich.de

AGB Aktionsgruppe Babynahrung e.V.
Untere Maschstr. 21, 37073 Göttingen
Tel.: 0551/53 10 34, Fax: 0551/53 10 35
Internet: www.babynahrung.org

Deutsche Liga für das Kind in Familie und Gesellschaft e.V.
(Infos für Eltern)
Charlottenstr. 65, 10117 Berlin
E-Mail: post@liga-kind.de, Internet: www.liga-kind.de

Österreich

La Leche Liga Österreich
(Frau Maria Wiener)
Tel.: 0650/871 21 96
E-Mail: info@lalecheliga.at, Internet: www.lalecheliga.at

VSLÖ – Verband der Still- und Laktationsberaterinnen Österreichs
Lindenstr. 20, A-2362 Biedermannsdorf
Tel./Fax: 02236/723 36
E-Mail: info@stillen.at, Internet: www.stillen.at

Schweiz

La Leche Liga Schweiz, Stillberatung
Postfach 197, 8053 Zürich
Tel.: 044/940 10 12
E-Mail: info@stillberatung.ch, Internet: www.stillberatung.ch

BSS, Berufsverband Schweizerischer Stillberaterinnen IBCLC
Postfach 686, 3000 Bern 25
Tel.: 041/671 01 73, Fax: 041/671 01 71
E-Mail: office@stillen.ch, Internet: www.stillen.ch

Hebammen

Deutschland

BfHD Bund freiberuflicher Hebammen Deutschlands e.V.
Kasseler Str. 1a, 60486 Frankfurt/Main
Tel.: 069/79 53 49 71
E-Mail: geschaeftsstelle@bfhd.de, Internet: www.bfhd.de

BDH Bund Deutscher Hebammen e.V.
Gartenstraße 26
76133 Karlsruhe
Tel.: 0721/98 18 90, Fax: 0721/981 89 20
E-Mail: info@hebammenverband.de, Internet: www.hebammenverband.de

Österreich

Österreichisches Hebammen-Gremium
Landstraßer Hauptstr. 71/2, 1030 Wien
Tel./Fax: 01/71 72 81 63
E-Mail: oehg@hebammen.at, Internet: www.hebammen.at

Schweiz

Schweizerischer Hebammenverband
Geschäftsstelle
Rosenweg 25 c, 3000 Bern 23
Tel.: 031/332 63 40, Fax: 031/332 76 19
E-Mail: info@hebamme.ch, Internet: www.hebamme.ch

Selbsthilfegruppen

Deutsche Hilfsorganisation Allergie und Asthma e.V.
Bonusstr. 32, 21079 Hamburg
Tel.: 040/763 13 22, Fax: 040/763 13 39
Internet: www.netDoctor.de

Deutsche Zöliakie-Gesellschaft e.V.
Kupferstr. 36, 70565 Stuttgart
Tel. 0711/459 98 10, Fax: 0711/459 98 15-0
E-Mail: info@dzg-online.de, Internet: www.dzg-online.de

Weitere Selbsthilfegruppen finden Sie im Internet unter:

> www.aak.de   Arbeitsgemeinschaft Allergiekrankes Kind e.V.
> www.daab.de   Deutscher Allergie- und Asthmabund e.V.
> www.atemwegsliga.de   Deutsche Atemwegsliga e.V.
> www.laiv.de   laiv.de - Gesund leben
> www.asthma.de   Kompetenz in Sachen Asthma

Von Hebammen empfohlen

»Dieses Buch bringt alles auf den Punkt, was man als Mutter, Vater oder Oma in der Stillzeit wissen muss. Es begleitet verlässlich durch jede Entwicklungsphase, durch die Beikost-Zeit ebenso wie durch das Schlaf-Thema. Sogar wenn das Baby schreit, findet man hier detaillierte Tipps. An ihrem unaufgeregten Stil ist zu spüren, dass Vivian Weigert aus langjähriger Erfahrung heraus weiß, wovon sie spricht!«

Stephanie Struthmann, Hebamme, Dipl. Psychologin, München

»Die eigene Stillerfahrung kann unser Mutter-Dasein nachhaltig prägen. Wenn wir dann als Fachfrauen andere Mütter und ihre Familien begleiten dürfen, ist dieser Einsatz oft mit großer Leidenschaft verbunden. In ihrem Begleitbuch für eine glückliche Stillzeit verpackt Vivian Weigert diese Leidenschaft in liebevolle, feinfühlige und sehr alltagstaugliche Worte. Sie streckt damit ihre wissende Hand aus, um Müttern dabei zu helfen, ihren eigenen Weg zu einer innigen Stillbeziehung zu gehen. Vivian Weigert behält immer das Wohl von Mutter und Kind im Auge, ohne dogmatisch zu sein.«

Inken B. Hesse, Hebamme und Stillberaterin, IBCLC, Prien am Chiemsee

»Ich empfehle dieses Buch gerne, es enthält viele gute Tipps und hat viel Verständnis für die stillende Mutter. Bedenkt man, wie überschaubar und handlich dieses Buch ist und trotzdem die meisten Stillprobleme beantworten kann, dann wirkt eben auch die Dimension beruhigend auf die Mutter und überfordert sie nicht zusätzlich.«

Susanna Roth, Hebamme, München

»Schon für werdende Eltern ein sehr gutes Buch, aber auch für Mehrgebärende extrem geeignet. Sie können sich ein umfassendes Bild vom Stillen machen und werden fachlich gut und kompetent beraten. Vivian Weigert vermittelt Lust und Laune auf ausschließliches Stillen, ohne auch nur im Ansatz psychischen Druck aufzubauen. Das Buch ist praxisbezogen, beginnend mit der Stillvorbereitung bis zum Abstillen, auch Themen wie stillverträgliche Medikamente sowie Beikosteinführung und Tandemstillen haben ihren Platz. Auch für Hebammen ist es ein gutes Nachschlagewerk.«

Imke Lütge, Hebamme, Hannover, in der Deutschen Hebammen Zeitschrift

»Als langjährige freiberufliche Hebamme ist es mir wichtig, das Stillerlebnis von Mutter und Kind und Familie zu stützen und die Frauen in ihrer Sicherheit zu bestärken, die sie durch das Stillen erlangen. Ich bin froh über dieses Buch, es ist klar formuliert und lässt keine stillende Frau im Stich. Die Autorin hat viel Erfahrung. Auch ich habe es mehrmals gelesen, obwohl ich viel über das komplexe und doch so einfache Wunder des Stillens wusste. Ich bin Mutter von zwei Jungen, die ich trotz Berufstätigkeit lange stillen konnte, darauf bin ich wahnsinnig stolz. Es ist für mich DAS Unterstützungsbuch zu Stillen und Beikost.«

Kiriaki Avramidou, Hebamme, München

Register

A

Abnehmen 99
Abpumpen 72, 75 ff., 110 f., 150, 160
Abstillen 136 f., 146, 175
Alkohol 73 f., 97 f.
Allergie 34, 127
– Allergiegefährdung 95
– Allergie-Prophylaxe 95
– Allergie-Veranlagung 133
Areola 18, 27 f., 45, 149
Aromatherapie 75
Ausstreichen 78 ff.

B

Babyfreundliches Krankenhaus 14, 24, 41
Bauchschmerzen 52, 163 f.
Bäuerchen 55 ff., 63 f., 76
Bedding-in 35, 37, 39 f.
Beikost 127 f., 132
Bindung 15, 18, 35, 73, 128, 138
Brustentzündung 149, 152 f.
Brusthütchen 161, 186
Brustwarze 18
Brustwarzenformer 28, 161, 185

C

Calma-Sauger 38
C-Griff 45, 80
Cluster-Feeding 114

D

Diaphragma 103
Dreimonatsspritze 103
Durchfall 19

E

Erbrechen 19, 61, 146

F

Fläschchen 82 f.
Frühgeburt 26, 78, 135, 157, 169, 177

G

Gehirnentwicklung 17, 92, 115
Gelbsucht beim Neugeborenen 34, 52, 157, 168
Gewicht des Babys 35, 37, 40, 61 f., 74, 124 f., 164 f.
Gluten 134

H

Haushalt, Hilfe im 28, 106, 153, 170
Hautkontakt 29, 33, 37, 41
HiB-Infektionen 19
Hintermilch 63
Homöopathie 39 f., 61, 76 f., 138, 144, 148, 154, 156
Hormone 16 ff., 27, 33, 37, 41, 53, 64, 72 f., 137

I

Immunschutz 14, 16, 20, 34, 46, 64, 146, 169
Immunsystem 118
Intensivstation, Stillen auf der 78, 167

K

Kaiserschnitt 38 f., 41, 49, 51, 170
Kalzium 64, 91, 95, 122, 132 f.
Koffein 73, 97
Kolostrum 34, 36, 38, 40, 52, 135, 149, 167 f.
Kompressen 36, 73, 79, 144, 152, 155, 157, 186
Kondom 103, 147

L

Laktations-Amenorrhoe-Methode 104

M

Mamillen 18, 27 f., 36, 44 ff., 56 f., 186
Mamillen, wunde 27 f., 142 ff.
Mamillenformer 28, 161, 185
Massagen 27, 68 ff., 73, 79 f., 97, 144, 152, 164
Mastitis 149, 153 ff.
Medikamente 39, 41, 64, 73 f., 137, 146, 148, 157, 170 f., 175 f.
Milchbildungstee 75
Milcheinschuss 23, 37, 39, 52, 69, 135, 137, 149, 166

Milchflussreflex 54, 60, 69, 76
Milchmenge steigern, reduzieren 62, 74 f., 77,
    91, 135, 154, 158 f., 165
Milchstau 23, 47, 51 f., 54, 69 f., 80, 107, 138, 146,
    149, 150 ff. 154
Minipille 103
Muttermilch aufbewahren 81 f.
Mutterschutzgesetz 108

N

Nährstoffe 15 f., 52, 63, 91, 114, 117, 132, 169
Nikotin 73 f.
Nipplettas 28

O

Östrogen 104
Oxytozin 18, 33, 71 ff., 150, 169

P

Partnerschaft 102
Pille 104
Prolaktin 33, 38, 53, 71 f., 76

R

Rooming-in 35, 40, 149
Rückbildung 21 f., 33, 36

S

Saugverwirrung 160
Schlaf 35, 47, 65, 72, 86 ff., 115, 136, 152, 157, 162
Schläfriges Baby 39, 41, 51, 56, 73, 157 f.
Schnuller 25
Schnupfen 123, 162 f.
Schwangerschaft, Stillen in einer neuen 135
Sexualität 102

Sondenernährung 169
Soor 143 f., 186
Spirale 103
Sport 107, 153, 162
Spucken 58, 60 f.
Still-BH 107, 186
Stilleinlagen 77, 107, 111, 143 ff., 186
Stillgruppe 22, 25, 128, 177
Stillhaltungen 47 f., 50, 143, 158
Stillhütchen 161, 185

T

Trinkprobleme 157

U

Unruhe des Babys 86, 150

V

Vaginalring 104
Vaterrolle 102
Verdauung 17, 53, 94 f., 129, 134, 162, 169
Verhütung 103
Verwöhnen 68, 105, 114
Vordermilch 63

W

Wachstumsschub 65
Wiegen 29, 40, 125, 164

Z

Zähne (und beißen) 91, 121 f., 162, 164
Zöliakie 127, 134
Zufüttern 37
Zwillinge 51, 56, 72, 164, 166 f.